按摩不求人系列

图解

职场达人解压

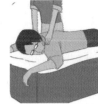
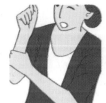

按摩法

周爱群 郑思思 编著

CSK 湖南科学技术出版社

前　言

　　按摩是我国最古老的医疗方法之一，《黄帝内经》中就有："形数惊恐，经络不通，病生于不仁，治之以按摩、醪酒"。

　　按摩不是一项时髦的活动，而是一种无针、无痛、无创伤、无副作用的物理疗法。

　　随着现代社会里环境污染、生活压力等多方面的原因，人们健康承受着越来越严峻的考验。随着药源性疾病和药物毒副作用的不断出现，人们开始越来越青睐传统的医疗方法，从养生保健的角度强身健体，从根源上消除疾病的侵害。

　　按摩是一种在人的体表进行适当运动的保健方法。其施术手法颇多，动作轻柔，运用灵活，便于操作，适用范围甚广，不论男女老幼、体质强弱、有无病症，均可采用不同的手法进行按摩。

　　本套丛书从普通女性、产妇、宝宝、男性、老年人、职场达人六个角度出发，针对不同人群的不同问题，详细介绍了与之对应的按摩方法。语言通俗易懂，图片生动形象，所有的按摩手法都将以清晰、细致的图解方式一一呈现，只需要您伸出双手，就可轻松成为自己和家人的居家按摩师！

　　这是一套适合家庭使用的养生保健丛书，无论男女老幼都可以从中找到适合自己的按摩调理方法。每天花少许时间，让按摩开辟您的健康之路！

序

　　说到职场达人，总令人联想到一幢幢高大气派的写字楼，一群衣着光鲜的男男女女从里面进进出出，有的拿着一杯咖啡，有的夹着最新一期的杂志，有的正忙着打电话，他们步履匆忙，但是又总是面带笑容，充满自信。这是职场达人生活的真实场景吗？

　　当然不是！我们看到的都是他们生活的表面，外表是令人艳羡的，可是谁又知道真实生活的酸楚。加班、业绩、竞争……大部分的职场达人都是牺牲健康换来工作。他们不仅早早患上了职业病，而且心理也承受着巨大的压力。生活在钢筋水泥的森林中无处排遣，他们需要一个宣泄的窗口。

　　这是一本专为职场达人而撰写的按摩书籍，针对办公室里的各种职业病，如劲椎病、坐骨神经痛、慢性胃炎、空调综合症等等——介绍了应对的按摩方法。本书从最基础的知识入手，帮你快速了解都市白领所面临的病症，你可以对号入座，更加清楚各种疾病的成因并加以防治，此外还详细介绍了按摩的好处、按摩的技巧及其注意事项。最后，针对工作中出现的各种疲劳现象和都市病分别提出了缓解和防治的方法。

　　健康是你最大的资本，健康就是财富，为了工作牺牲健康是不值得提倡的。都市白领工作压力大是不争的事实，但是我们不能坐以待毙，而是要寻求解决的方法，按摩就是缓解压力的良好方法。每天只需数分钟，坚持下去，做一个自信健康的职场达人！

目　录

● 第二章　全身放松按摩法

第三章　轻轻一按消除工作疲劳

第四章　常见都市病的按摩疗法

第一章　办公室自我按摩知多少

第一节　了解都市病

都市白领们越来越多地享受着现代化带来的种种便利，汽车、空调、电脑、手机、快餐……这些无不给人们提供方便与享受，但你可知道在带来享受的同时它们也制造了层出不穷的都市病吗？颈椎病、坐骨神经痛、空调病、慢性鼻炎、咽炎、胃炎、神经衰弱、失眠、记忆力减退、视力疲劳等无数人类的"健康杀手"是身为一个都市人所必须了解的，因为预防疾病、保卫健康是我们一生的战斗。

一、颈椎病

威胁都市白领健康的头号"杀手"就是颈椎病。长时间的单纯作业、精神压力、运动不足、因驾车产生的精神疲劳等，都会导致颈部出现问题。颈椎问题并非一日成疾，大部分都是因为长期姿势不良的原因，如椅子和桌子的高度不适、手腕持续反复动作，或经常处于低头的状态等。颈椎要支撑头部的重量，又有很大的活动范围，而且活动频繁，所以易于劳损和退化。

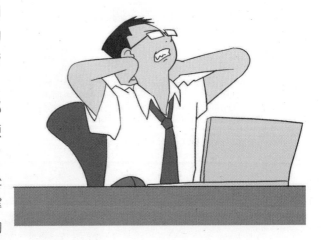

二、空调病

空调病也是都市白领的高发疾病之一，在夏天尤为明显。原本空调的出现是为了调节温度，使人感到舒适的，但殊不知这样的非自然调节对人也有很大的危害。在空调的环境当中，由于温度过低人体的新陈代谢会减慢，气血运行也不畅通，自然而然地会诱发各种疾病，如畏寒不适、头昏乏力、关节肌肉酸痛以及皮肤发干、变差等。

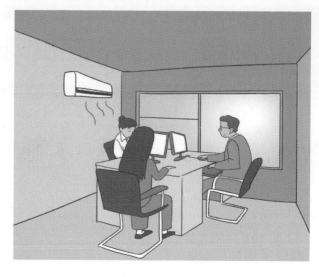

三、胃炎

很多上班族因为工作繁忙经常三餐不定时，这样饥一顿饱一顿的做法对胃的伤害是最大的。我们的胃需要消化食物，如果没有食物胃酸就会对胃壁造成伤害，长期的伤害则会形成胃炎。此外食物不干净导致细菌侵袭，胃部受寒，工作压力大、精神紧张导致消化系统功能失调等都是形成胃炎的重要原因。

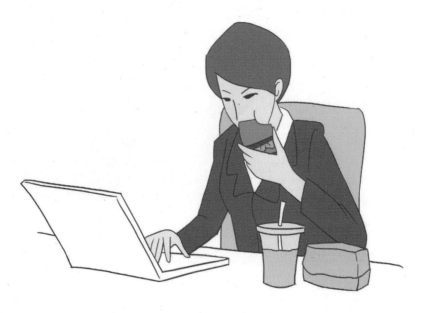

四、精神疲劳

长期待在办公室的白领们会因为缺乏运动而致疲劳。一般人会有一种错觉，以为运动会令人疲劳。但事实刚好相反，若缺少运动，你的肌肉会变得虚弱，而当你要运用它们时，要花更大的气力才能让它们正常工作。

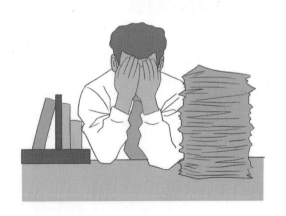

五、失眠

工作压力大，或者精神过于亢奋都会引起失眠。"白天起不来，晚上睡不着。"这是当今上班族非常有认同感的一句话。失眠不但影响工作，长期失眠会引起精神方面的疾病。

六、眼睛干涩

长时间盯着电脑屏幕、缺乏正常眨眼是导致眼干的主要原因。眨眼可使泪液更好地湿润眼睛。据统计每天在电脑前工作 3 小时以上的人中，有 90% 以上的人眼睛都有问题。其次隐形眼镜的使用也是诱发眼病症的重要因素，最后在都市生活的上班族受环境污染的影响也较大，烟雾、紫外线、空气污染、高温、空调和气候干燥等，都可增加泪液的蒸发，导致眼睛干涩、疲劳。

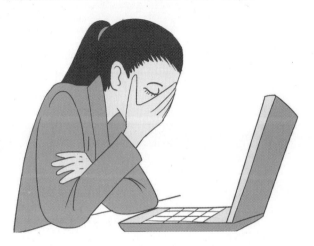

七、辐射影响

电脑辐射污染会影响人体的循环系统、免疫、生殖和代谢功能，严重的还会诱发癌症、并会加速人体的癌细胞增殖。影响人们的心血管系统表现为心悸、失眠，部分女性经期紊乱、心动过缓、心搏血量减少、窦性心律不齐、白细胞减少、免疫功能下降等。

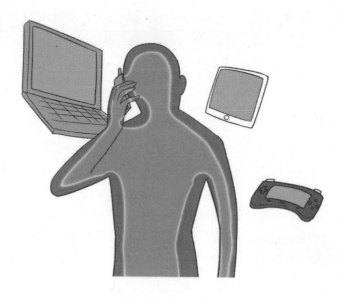

第二节　按摩对都市白领的好处

一、提神醒脑

长期工作繁忙、精神紧张、心理压力等各种原因容易导致头部的神经、血管、脑膜等组织受到不良影响，就会出现头痛、头晕、失眠、多梦、记忆力下降等多种不适的症状，严重地影响人们正常的工作和生活。通过按摩可以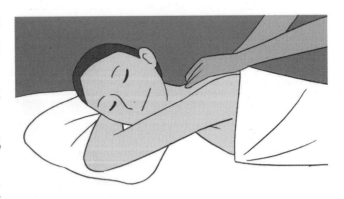促进清阳上升，百脉调和，清醒头脑，增强记忆，使人精神振作，容光焕发。还可防治神经衰弱、高血压、神经血管性头痛、面神经麻痹、感冒等症。

二、和胃健脾

中医学认为，人体的腹部为"五脏六腑之宫城，阴阳气血之发源"。脾胃为人体后天之本，能维持人体正常的生理功能。现代都市人往往对胃肠道疾病疏于防范，饮食不洁、饮食不规律等导致疾病的产生。按摩历来就是中医治病的传统手法，不仅能理气和胃，促进消化功能，还能强身祛疾、延缓衰老，保健养生。对于职场丽人来说，按摩腹部不仅能治疗胃肠道疾病，还能排毒养颜，对女人的皮肤病如黄褐斑，色斑等有治疗作用，对妇科附件如子宫，卵巢都有保养的作用。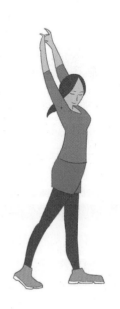

三、舒筋止痛

都市白领们由于长期缺乏运动，开车、办公不正确的坐姿，不注意防寒保暖等原因容易出现颈部僵硬、肩周疼痛、腰背酸痛、坐骨神经痛等毛病。在中医看来这是经络气血淤滞不通产生的。按摩可行气活血、舒理筋骨、祛风散寒、松解粘连、解痉止痛、促进全身血液循环，改善肌肉、韧带的血液供应，增强机体活力。

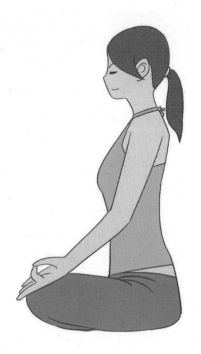

四、安神定悸

上班族因为长期超负荷的工作，神经总是处在紧张状态。由于焦虑、紧张、情绪激动、精神创伤等因素的作用而导致心悸心烦。通过穴位按摩可以调理心气，疏导气血，从而起到安神定悸的作用。

五、提高免疫功能

按摩具有抗炎、退热、提高免疫力的作用，可增强人体的抗病能力。也正是由于按摩能够疏通经络。使气血周流、保持机体的阴阳平衡，所以按摩后可感到肌肉放松、关节灵活，使人精神振奋，消除疲劳，对保证身体健康有重要作用。

第三节 一学就会的按摩手法

一、摩 法：温经散寒

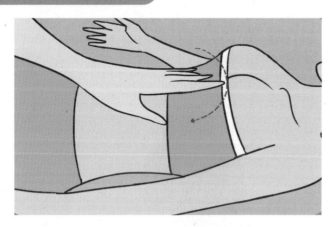

　　摩法是用手指或手掌附在体表的一定部位，做环形而有节奏抚摩的一种手法。

　　本法为按摩手法中最轻柔的一种，作用力温和而浅在，仅达皮肤及皮下。手法操作时肘关节微屈，腕部放松，指掌自然轻放在体表的一定部位上，然后做和缓协调的逆时针或顺时针抚摩。频率在每分钟 100 次左右。

二、推 法：舒筋通络

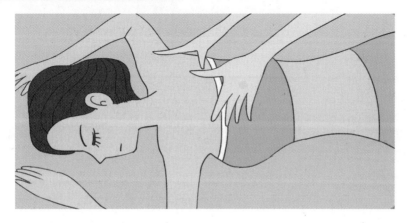

　　用指、掌或其他部位着力于人体一定部位或穴位上，做前后、上下、左右的

直线或弧线推进，称为推法。

　　本法具有疏通经络、活血止痛、缓解痉挛的作用，应用较为广泛，如风湿痹痛、筋肉拘急疼痛、软组织损伤等。手法用力要稳，推进速度要缓慢，并要保持一定压力作用于深部组织。一般操作 5~10 遍即可。

　　临床上推法可分指推、掌推、肘推、足推等，现就掌推法为例予以介绍：掌推法要以掌根为着力点由上向下或由下至上缓慢推进，如需加大力量可重叠双手进行，掌推法适用于腰背、下肢等体表面积较大的部位。

三、拿　法：松解粘连

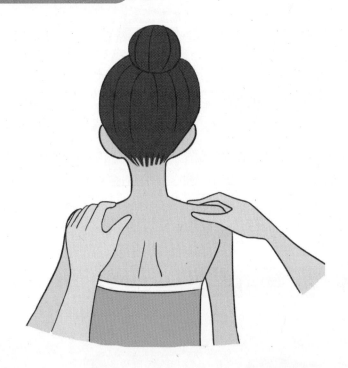

　　拿法是以拇指和其他四指相对，提住某一部位或穴位提拿揉捏的一种手法。

　　操作时腕部要放松、以指腹面着力，提拿方向应与肌肤垂直，在拿起肌肉组织后应稍待片刻再松手复原，力量要适中，以局部酸胀、微痛或放松后感觉舒适为度。提拿揉捏动作应连绵不断以 5~10 次为宜，根据治疗部位可分别采用三指拿、四指拿、五指拿。

　　本法常用于颈肩、四肢等部位，具有疏通经络、解痉止痛、松解软组织粘连等作用，可治疗颈肩痛、四肢肌肉酸痛。

四、揉 法：行气活血

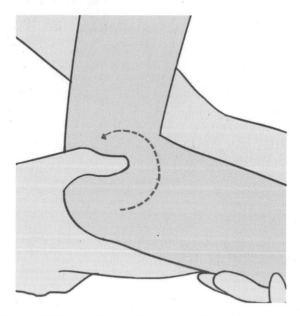

　　用手掌大鱼际、小鱼际、掌根或手指罗纹面着力吸定于一定部位或穴位上，带动该处的皮下组织一起做轻柔和缓的环旋转动称为揉法。

　　本法常与按法协同使用称按揉。其作用力可达皮下组织，也可深达肌层，具有解痉止痛、松解软组织粘连的作用，多在疼痛部位，软组织粘连的部位或强手法后应用。揉法的频率以每分钟 50~100 次为宜。

　　临床上可分为指揉法和掌揉法两种：指揉法是以手指腹侧面按于某一部位或穴位上，做小幅度的环旋运动。指揉作用面小、力量较深在、稳重。掌揉法是以掌根或大、小鱼际为着力点，腕部放松，以腕关节连同前臂做回旋运动。掌揉的作用面大，刺激和缓舒适。

五、捏 法：舒筋利节

　　以拇指指腹分别与食、中、无名、小指指腹同时相对用力，在身体各部位或穴位上，连续灵巧地张合施术，称为捏法。

　　本法具有疏通经络、活血化瘀、舒筋利节之功用。操作时腕指要灵巧敏捷连续，轻重适度，勿伤皮肉。捏法常用于治疗落枕、颈椎病、四肢关节疼痛、屈伸不利等症。

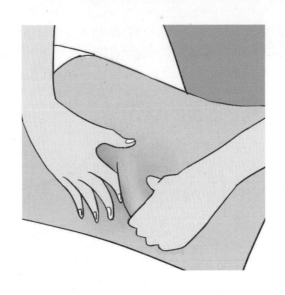

六、滚 法：解痉止痛

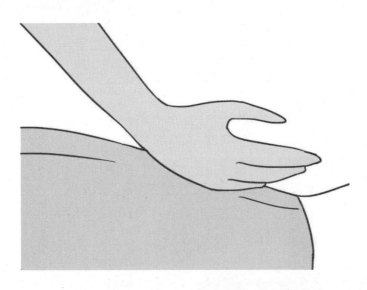

　　滚法是用手背部在体表一定部位做连续往返滚动的一种手法。

　　操作时要以腕的灵活摆动带动掌指关节部的运动，滚动时腕关节要放松。滚动速度以每分钟 100 次左右为宜，并要有轻重均匀交替，着力点必须紧贴皮肤，切忌来回摩擦而造成皮肤损伤。

　　本法具有行气活血、舒筋活络、解痉止痛的作用，临床应用较为广泛，尤宜于肌肉丰满的部位。滚法根据力量的大小和治疗部位的不同，可分为直滚法和侧滚法两种：直滚法力量较大，多用于肌肉丰满之处，操作时手握空拳，从食指到小指的近侧指间关节为支点放于患处，以腕关节带动，做均匀地来回摆动。侧滚法力量较柔和，多用于关节隆突处和肌肉薄弱者，操作时，以第 5 掌指关节背侧面为支点放于患处，腕关节做屈伸外旋的连续来回摆动。

第四节　居家按摩需注意

一、居家按摩有方法

❶ 辨证施补。

按摩方法甚多，其目的不外乎在于调整阴阳，调和气血及调补脏腑的功能。

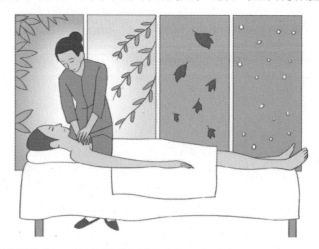

在按摩时要辨证施补，分清阴虚还是阳虚，气虚还是血虚，要辨清病在哪个脏腑。

肾虚者则采用益肾固本的方法，脾胃虚弱则采用健脾和胃之法。

此外，不同的季节也要有所侧重，春天按摩要疏肝利胆，夏天按摩要养血柔肝，秋天按摩要补益肺气，冬天按摩则要滋阴润燥。在辨证施补时，要把各方面的因素综合起来考虑，有选择性地进行。

❷ 调匀呼吸，集中注意力。

调匀呼吸是自我按摩时必须注意做到的。在自我按摩时，只有在注意力集中、呼吸均匀的情况下才能细心体会到身体在实行了自我按摩后的反应和变化，从而及时调整按摩手法、力度、频率等，以收到按摩的预期效果。

在家人之间相互按摩时，更要集中注意力，仔细观察和了解被按人的感受以调整和改变自己的手法。不可边按摩边聊天说笑，也不可按按停停随意中断治疗去干别的事，而要精力集中，连续完成预定的按摩程序，以确保按摩的效果。

③ 循序渐进，坚持不懈。

在养生保健方面，无论是运动养生，还是饮食养生都有个持之以恒的问题。按摩亦是如此，也需循序渐进，持之以恒如果三天打鱼，两天晒网，或一曝十寒，是不可能收到很好的效果。

例如摩腹，如果从来没有做过按摩的人，一开始要认真地摩一两百遍还是很累的。因此，开始时用力可小一些，摩的次数少一些，以后再逐渐增加。另外，按摩一段时间后，效果可能不明显，或开始效果明显，以后并不十分明显，因此有的人就丧失信心，这是不可取的。其实按摩和其他美容养生方法一样，有的能立竿见影，有的则需要相当长的时间。

④ 时间适当，早晚尤佳。

按摩具有简便、有效的特点，如能选择适当的时间，将会收到更好的效果。

无论是自我按摩，还是家庭成员之间的相互按摩，一般均宜安排在早晚进行，效果尤佳。

一是一般白天要工作，时间较紧，而早晚，尤其是晚上时间相对宽裕，有利于集中精力静下心来进行按摩。

二是因为历代养生家认为，早晨是阳气生发之时，此时实施自我按摩可以外引阳气，振奋精神。晚上按摩则有利于消除疲劳，促进睡眠，提高睡眠的质量。

⑤ 因人而异，适度进行。

在实施按摩时，要根据自身或被按摩者的体质等情况，确定按摩的手法、力度和持续时间。

如对久病体质较差者，按摩时手法要轻，同时用增加按摩次数和延长按摩时间的方法以达到预期的效果。

对于身材高大、肥胖者，手法则要重，用适当加重手法的办法，以防力度过小收不到效果。

⑥ 使用合适的介质，防止损伤。

按摩时，对一般人而言，由于手法较轻，不会引起局部皮肤损伤。但对于皮肤干燥的人则要使用麻油、按摩膏等介质，以防损伤局部皮肤。

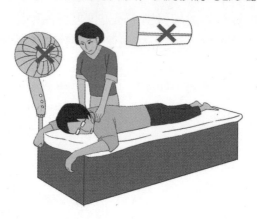

7 避风保暖。

无论是自我按摩，还是家庭成员间的相互按摩，都要注意选择温暖无风的舒适环境。

若在冬天按摩，更要注意施术时先将双手搓热再进行。夏天按摩，不可将电扇、空调的风直对被按摩者。

二、按摩禁忌早知道

1 忌在空腹或饱食后进行按摩。

人体在饱食后血流加快，胃蠕动增强，此时按摩易引起呕吐、胸闷等不良反应。因体表有很多的穴位通过经络与胃相连，如在空腹状态进行按摩，体表按摩的刺激反射容易引起胃蠕动，造成胃空磨，会损坏胃黏膜，诱发胃病，所以饥饿或饭后半小时内不宜做按摩。

2 忌在有胃疖或肿瘤的部位按摩。

这些部位多有相应毛细血管与病变组织相连，体表按摩会使毛细血管扩张，局部血流量增加，导致病灶扩散而加重病情。尤其是面部三角区内的疖肿，按摩挤压易使细菌或病毒沿静脉血管进入脑部，引起脑组织的相应病变甚至危及生命。

3 骨折、骨裂、骨结核病人忌按摩。

骨质受损后会有大量渗出物，骨质也十分脆弱，按摩只能加剧病情的恶化，同时也会给患者造成巨大的痛苦。

4 皮肤病、传染病患者在传染期内忌按摩。

淋巴管炎、血友病、恶性肿瘤患者若接受按摩，易加剧病情或引发皮下出血，还会造成疾病传播。

5 骨质疏松或严重缺钙的人忌按摩。

外力的作用会导致骨折或骨裂。脊髓形颈椎病患者忌按摩。

6 脑血栓、心脏经过大型手术后、严重的高血压等循环系统疾病的患者忌按摩。

按摩会加快血流速度，从而加剧循环系统的负担。

7 露天按摩也非常不可取。

按摩后人体的毛细血管张开，很容易受寒或感染疾病。

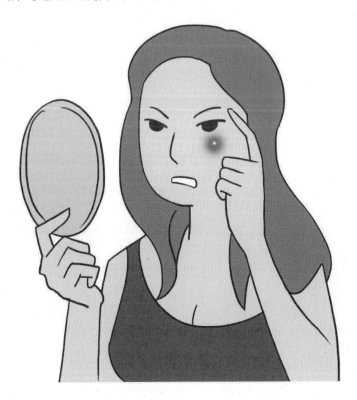

第二章　全身放松按摩法

第一节　头部减压按摩

一、头部按摩常用穴

⭐ 百会、神庭、头维、太阳、印堂、风池

百会穴	位置：位于人体头部，当前发际正中直上5寸，或两耳尖连线中点处
	主治：头痛，眩晕，惊悸，健忘，高血压，低血压，尸厥，中风不语，癫狂，痫证，瘈症，耳鸣，失眠，鼻塞，脱肛，痔疾，阴挺，泄泻
神庭穴	位置：该穴位于人体的头部，当前发际正中直上0.5寸
	主治：头痛，眩晕，目赤肿痛，泪出，目翳，雀目，鼻渊，鼻出血，癫狂，痫证，角弓反张
头维穴	位置：当额角发际上0.5寸，头正中线旁开4.5寸
	主治：头痛，目眩，口痛，流泪，眼睑(目闰)动
太阳穴	位置：眉梢与外眼角之间，向后移1寸凹陷处
	主治：头痛头晕，偏头痛，神经衰弱，感冒，视物不清，口眼歪斜等病症

印堂穴	位置：位于人体的面部，两眉头连线中点
	主治：头痛，失眠，高血压，鼻塞，流鼻涕，鼻炎，鼻部疾病，目眩，眼部疾病等
风池穴	位置：颈项后枕骨下，与乳突下缘相平，项肌外侧凹陷处
	主治：颈项强痛，头痛晕眩，失眠健忘，高血压，风湿病等病症

二、头部居家按摩法

①取坐位，双手十指交叉置于头顶百会穴，做顺时针按揉 20 次，再逆时针按揉 20 次。

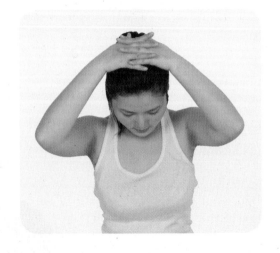

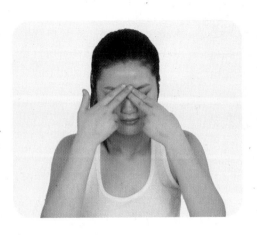

②双手食、中两指指腹置于眉心印堂穴，按压 10 次。

③双手食中两指沿着印堂至双鬓的方向由轻到重推抹，到达头维穴后做顺时针按揉 1 分钟。重复推抹 10 次。

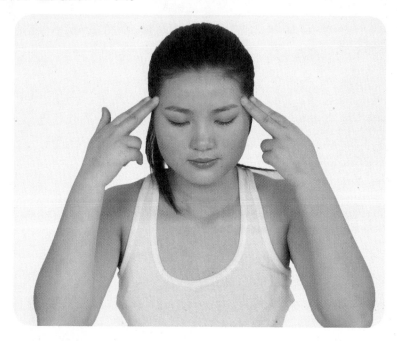

④张开虎口，大拇指置于太阳穴，其余并拢的四肢置于神庭穴，缓慢按揉 2~3 分钟。

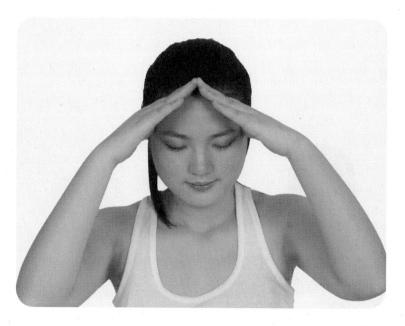

⑤用双手大拇指置于颈后风池穴，轻轻点按 2~3 分钟。

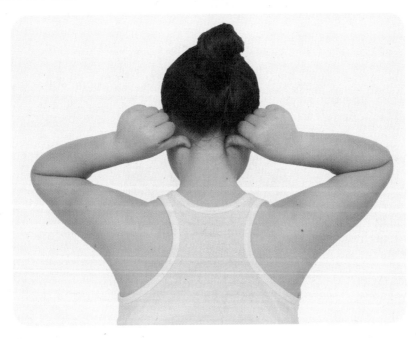

⑥双手五指自然分开，用各指指腹按从前向后、从中央向两侧的方向反复梳理头发，操作进行 3~5 分钟，头部感到完全放松为佳。

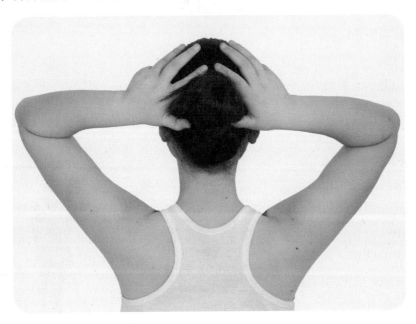

⑦梳头完毕后，继续张开五指，用指端轻快地叩击头皮，同样按从前向后，从中央向两侧的方向，时间约2分钟。

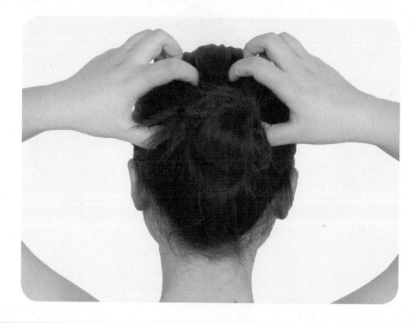

小贴士

在寻找穴位时，中医有"同身尺寸"之说。每个人穴位的位置虽然相同，但每个人手指的大小、宽度，依年龄、体格、性别而有极大的不同。因此确定穴位时必须用自己的手指。

一指宽——拇指第一关节的宽度，即1寸。

三指宽——食指、中指、无名指第一关节宽度的和，即2寸。

四指宽——食指、中指、无名指第二关节和小指第一关节宽度的和，即3寸。

小贴士

头部的防寒保暖很重要。因为头居于人体上部，风性轻扬，最容易受到侵袭。北方人一到冬天，都会戴上厚厚的帽子，围着厚厚的围巾，这是最传统、也是最简单的防止风邪侵袭、维护健康的方法。其实不光冬天，夏天也要注意，晚上睡觉，头颈部位一定不要朝着风口。

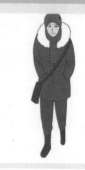

三、头部按摩的功效

⭐ 提神醒脑

中医学认为，头为十二经络的诸阳经会聚之处，百脉所通，为一身之主宰，对控制和调节人体的生命活动起着极其重要的主导作用。当各种原因导致头部的神经、血管、脑膜等组织受到不良影响时，就会出现头痛、头晕、失眠、多梦、记忆力下降等多种不适的症状，严重地影响人们正常的工作和生活。做头部按摩，可以促进清阳上升，百脉调和，清醒头脑，增强记忆，能改善面部皮肤营养状况，使人精神振作，容光焕发。还可防治神经衰弱、高血压、神经血管性头痛、面神经麻痹、感冒等症。

四、注意事项

1. 做头部按摩时要注意避风寒，最好处于一个安静、温暖的环境。
2. 按摩前必须修剪指甲，以免划伤皮肤。
3. 取穴要准确，用的力道也要恰到好处，既柔和均匀又有持久力。
4. 按摩最好在饭后 2 小时再进行，按摩时间需超过 10 分钟。

第二节 手臂放松按摩

一、手臂按摩常用穴

⭐ 尺泽、上廉、手三里、曲池、肘髎、臂臑、肩髃

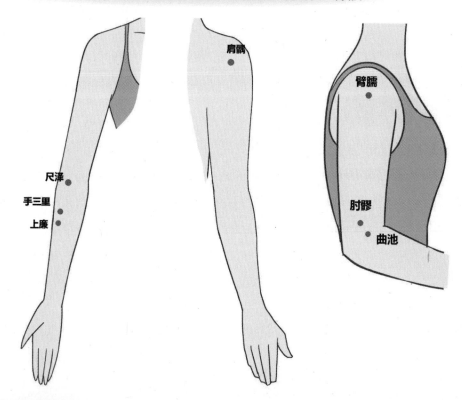

尺泽穴	位置：位于肘横纹中，肱二头肌腱桡侧凹陷处
	主治：咳嗽，气喘，咳血，哮喘潮热，胸部胀满，咽喉肿痛，小儿惊风，吐泻，肘臂挛痛
上廉穴	位置：在前臂背面桡侧，肘横纹下3寸
	主治：肩臂酸痛，半身不遂，手臂麻木，头痛，肠鸣腹痛

手三里	位置：在前臂背面桡侧，肘横纹下 2 寸	
	主治：手臂无力，上肢不遂，腹痛腹泻，齿痛，颊痛	
曲池穴	位置：在肘横纹外侧端，屈肘，当尺泽与肱骨外上髁连线的中点	
	主治：手臂痹痛，上肢不遂，热病，高血压，癫狂，腹泻，咽部疼痛，湿疹	
肘髎穴	位置：在手臂外侧，屈肘，曲池上方 1 寸处。	
	主治：肘臂部痉挛疼痛，麻木	
臂臑穴	位置：在臂外侧，三角肌止点处，曲池上 7 寸	
	主治：肩臂疼痛，上肢不遂，颈项拘挛，目疾	
肩髃穴	位置：肩峰端下缘，当肩峰与肱骨大结节之间，三角肌上部中央	
	主治：肩臂痉挛疼痛，上肢不遂，瘾疹	

二、手臂居家按摩法

①先抬起一侧手臂，掌心向下，另一只手自然张开五指，按从上到下的顺序拿捏上臂与前臂外侧的肌肉，每一侧手臂拿捏 2~3 分钟。

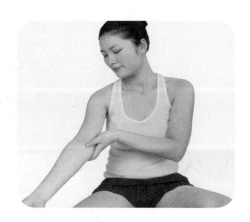

②将一手的食中两指置于另侧肩髃穴，做顺时针按揉，每侧 2~3 分钟。

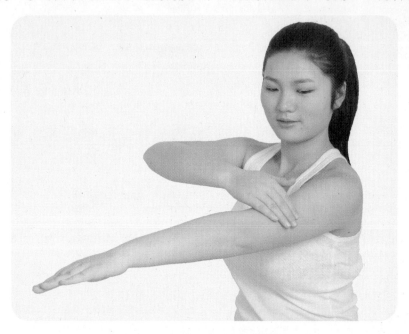

③双臂交叉，两手食中两指指腹置于手臂外侧臂臑穴，做顺时针按揉 2~3 分钟。

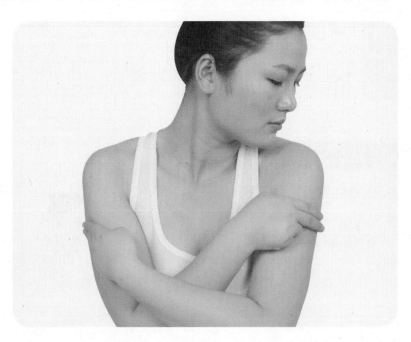

④虎口张开，大拇指指腹置于尺泽穴，食中两指置于曲池穴，做顺时针按揉2~3分钟。

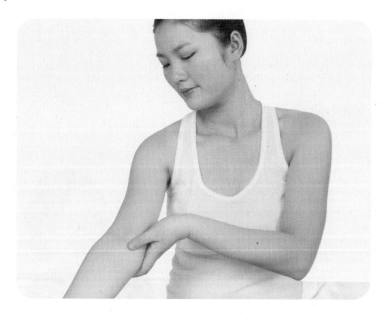

⑤一侧前臂抬起，另一手微微弯曲，用小鱼际沿着手肘到手腕的方向滚揉前臂，滚至手三里和上廉穴两处时加重力度，每侧来回滚揉5次。

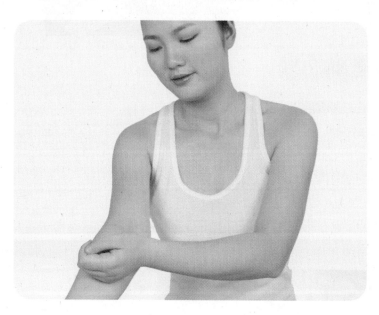

三、手臂按摩的功效

⭐ 疏理筋骨

　　手臂是上班族最容易酸痛疲劳的部位之一，此处关节多，肌肉、肌腱鞘长。在长期相同的劳动和活动中易致肌肉劳损、肱骨外上髁无菌性炎症（网球肘）和腕管综合征。长期做手臂按摩，可促进血液循环，增强肌肉的弹性，疏理筋骨，解痉止痛。

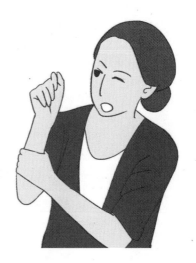

四、注意事项

1. 按摩前必须修剪指甲，以免划伤皮肤。
2. 取穴要准确，用的力道也要恰到好处，既柔和均匀又有持久力。
3. 按摩最好在饭后 2 小时再进行，按摩时间需超过 10 分钟。
4. 按摩结束后可以喝 1 杯温水，加速人体新陈代谢。

第三节　腹部消化按摩

一、腹部按摩常用穴

★ 巨阙、中脘、神阙、幽门、大横

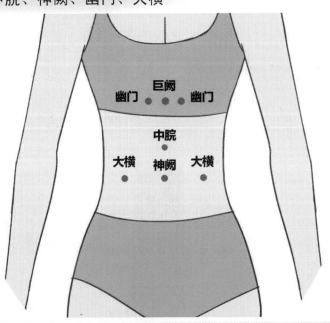

巨阙穴	位置：位于上腹部，前正中线上，当脐中上6寸
	主治：胸痛，心痛，心烦，惊悸，尸厥，癫狂，痫证，健忘，胸满气短，咳逆上气
中脘穴	位置：位于人体上腹部，前正中线上，当脐中上4寸
	主治：腹胀，腹泻，腹痛，腹鸣，呕吐，便秘，黄疸等
神阙穴	位置：位于脐窝正中
	主治：腹痛，泄泻，脱肛，水肿，虚脱

幽门穴	位置：上腹部脐上6寸（巨阙）旁开0.5寸处
	主治：恶心，呕吐，饮食不下，少腹坚，心痛，逆气，烦心
大横穴	位置：在腹中部，距脐中4寸
	主治：消化不良，腹痛，便秘，泄泻

二、腹部居家按摩法

①仰卧位，将双手搓热，一掌心置于巨阙穴，轻柔地做顺时针摩擦30次。

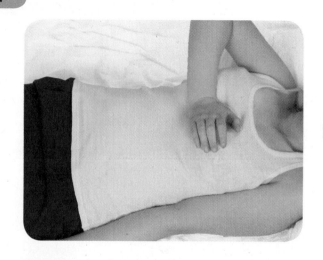

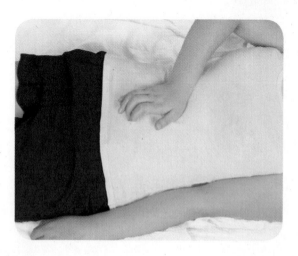

②然后沿巨阙至神阙的方向，由轻到重缓慢擦动10次。注意方向要一致。

③左手按在腹部，手心对着肚脐，右手叠放在左手上。先按顺时针方向，按揉神阙穴30次，再置于中脘穴，顺时针按揉30次。

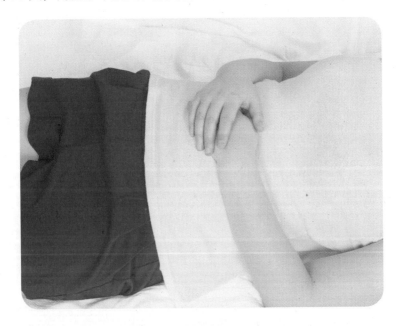

④虎口张开，大拇指和食指指腹分别置于胸前两侧幽门穴，缓慢按揉2~3分钟。

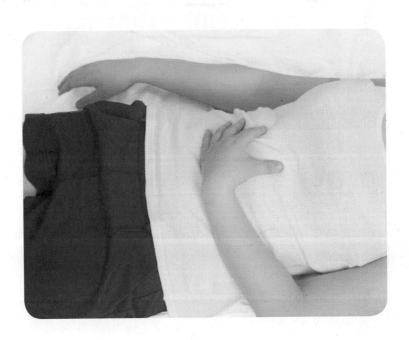

⑤掌根着力，沿着右侧大横穴向左侧大横穴的方向横推 20 次。

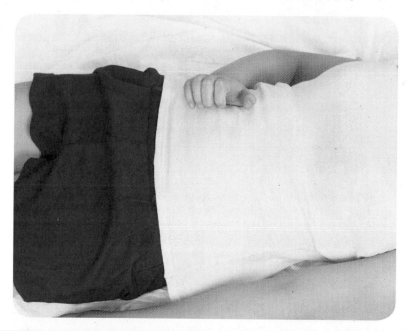

小贴士

对于工作繁忙的上班族来说，每天早上醒来后和晚上睡觉前做腹部消化按摩时最适宜的，不仅能促进食物消化吸收、防止胃肠道疾病，还能起到一定的减肥作用，好处多多哦。

三、腹部按摩的功效

⭐ 理气和胃

中医学认为，人体的腹部为"五脏六腑之宫城，阴阳气血之发源"。脾胃为人体后天之本，能维持人体正常的生理功能。腹部按摩历来就是中医治病的传统手法，不仅能理气和胃，促进消化功能，还能强身祛疾、延缓衰老、保健养生。清晨按摩腹部，促进前 1 天废物排空，有助于人体保持精神愉悦。睡觉前按摩腹部，有助于入睡，防止失眠。

此外，对于职场丽人来说，按摩腹部不仅能治疗胃肠道疾病，还能排毒养颜，对女人的皮肤病如黄褐斑，色斑等有治疗作用，对妇科附件如子宫，卵巢都有保养的作用。

四、注意事项

1. 空腹时可以按摩，切勿饱食后立即按摩，最少 2 个小时后进行。
2. 女性在月经期间不宜做腹部按摩，孕期更是禁止。

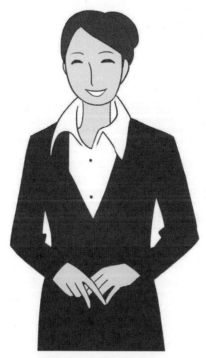

3. 腹部皮肤化脓性感染或腹部有急性炎症（如肠炎、痢疾、阑尾炎等）时，不宜按揉，以免炎症扩散。

4. 做腹部按摩要注意室内温度不能太低，以防着凉。可以选取穴位后在棉被下进行。

第四节　背部安抚按摩

一、背部按摩常用穴

⭐ 天柱、大杼、肩外俞、天宗、肝俞

天柱穴	位置：位于后发际正中直上0.5寸，旁开始1.3寸，当斜方肌外缘凹陷中
	主治：颈椎酸痛，落枕，五十肩，高血压，目眩，头痛，缓解眼睛疲劳等
大杼穴	位置：位于人体背部，当第1胸椎棘突下，旁开1.5寸
	主治：颈椎病，肩背痛，腰部肌肉痉挛，支气管炎，咽炎，头痛等
肩外俞穴	位置：在背部，当第1胸椎棘突下，旁开3寸
	主治：颈椎病，肩胛区神经痛，痉挛，麻痹，肺炎，胸膜炎，神经衰弱，低血压等
天宗穴	位置：肩胛骨冈下窝中央凹陷处，约肩胛冈下缘与肩胛下角之间的上1/3折点处
	主治：肩胛疼痛，肩背部损伤等局部病证
肝俞穴	位置：在背部，当第9胸椎棘突下，旁开1.5寸
	主治：胃肠病，胸痛腹痛，肝病，皮肤粗糙，失眠等

二、背部居家按摩法（家人辅助）

①被按者俯卧位，家人用双手全掌摩擦被按者的背部，沿着肩峰至腰的方向来回摩擦20次。

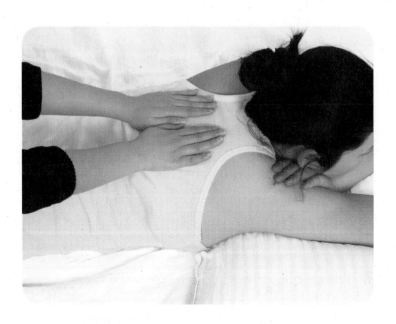

②体位同上，家人用右手小鱼际滚法沿着脊柱从上往下滚揉至腰骶部，重复滚揉10次。

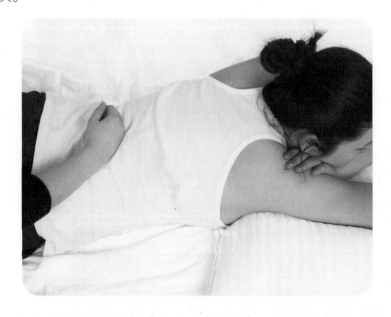

③体位同上，家人的双手拇指与其余四指相对，用力提起被按者脊柱两旁的肌肉，从臀部尾椎开始，左右手交替自下向上翻卷移动，直至背颈交界处的大椎穴，每捏3把，将皮肤提一提。

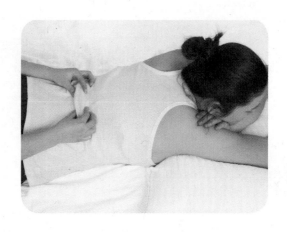

④家人双手握拳，用凸出的食指关节依次点压天柱、大杼、肩外俞、天宗、肝俞穴，每穴 10 压。

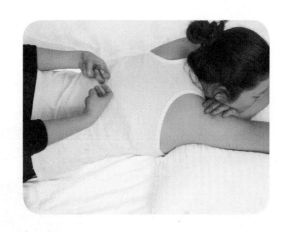

⑤用大拇指指腹依次按揉天柱、大杼、肩外俞、天宗、肝俞穴，每穴按摩 1~2 分钟，局部有酸胀感为宜。

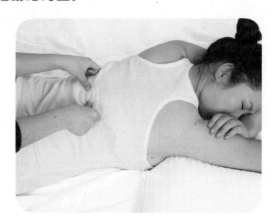

　　在办公室里坐在电脑前一整天的白领们或多或少都会有颈椎及肩背疼痛的问题，通过背部按摩能有效改善这些问题。此外在洗澡的时候多搓搓背对身体也是很有好处的哦。

三、背部按摩的功效

★ 行气活血

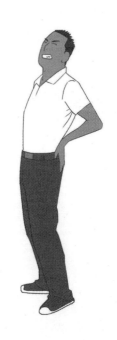

　　在中医学里背部正中有督脉运行，总督一身之阳经，为阳脉之海，又是足太阳膀胱经下达下肢之行经，诸腧穴汇聚之地。脊椎贯穿于整个背部，按摩背部可促进局部血液循环，改善脊神经营养，通过经络穴位刺激，可增强五脏六腑的功能，对某些内脏疾患及背肌劳损有较好的防治作用。做肩背部的按摩，可行气活血、疏理筋骨、祛风散寒、松解粘连、解痉止痛、促进上肢血液循环，改善肌肉、韧带的血液供应，增强肌肉活力，使肩部活动灵活。

四、注意事项

　　1 怀孕的女性、月经期的女性腰骶部不宜用过重的手法按摩。

　　2 按摩前后不适合太饥，太渴，太饱，以防止发生晕厥。

　　3 按摩手法要做到均匀、持久、有力，有严重痛感应立即停止，轻微疼痛是正常的。

　　4 肾炎患者不宜用重手法按摩腰部脊椎两侧肾区。

第五节　足部舒缓按摩

一、足部按摩常用穴

★ 太白、公孙、足临泣、申脉、照海、涌泉

太白穴	位置：在足内侧缘，当足大趾本节（第1跖趾关节）后下方赤白肉际凹陷处
	主治：胃痛，腹胀，呕吐，呃逆，肠鸣，泄泻，痢疾，便秘，脚气，痔漏等
公孙穴	位置：在足内侧缘，第一跖骨基底部的前下方，赤白肉际处
	主治：头晕，胸痛，心悸，下腹部痉挛，消化性溃疡，急慢性肠炎，痛经，胎盘滞留，足趾麻痛
足临泣穴	位置：在足背外侧，当第4、第5趾间，趾蹼缘后方赤白肉际处
	主治：风湿，胸满气喘，目眩心痛，痹痛等
申脉穴	位置：位于人体的足外侧部位，脚外踝直下端凹陷中
	主治：阳气不足，畏寒怕冷
照海穴	位置：在足内侧，内踝尖下方凹陷处
	主治：咽喉干燥，失眠，嗜卧，惊恐不宁，月经不调，痛经，赤白带下，疝气，小便频数，不寐，脚气
涌泉穴	位置：于足前部凹陷处第2、第3趾趾缝纹头端与足跟连线的前三分之一处
	主治：神经衰弱，精力减退，倦怠感，失眠，晕眩，焦躁，更年期障碍，怕冷症，肾脏病，头顶痛，咽喉痛，舌干，神经性头痛等

①取坐位，将右足置于左侧大腿上，用一手小鱼际肌上下推擦足心，约2分钟，以足心发热为宜。左足也如法推擦。

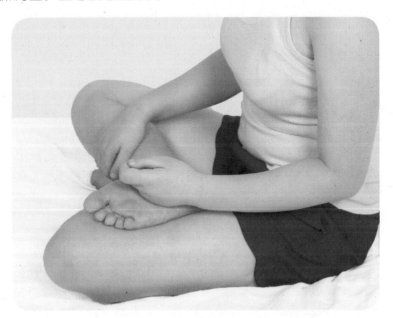

②体位同上弯曲食指，用凸出的关节面敲击足底涌泉穴，左右两侧各敲击1~2分钟。

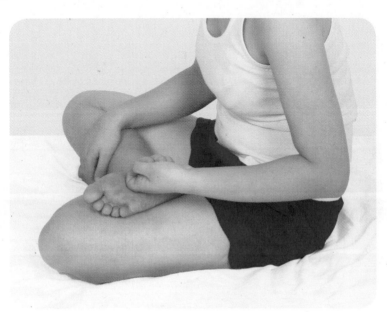

③取坐位，将两足抬起置于座椅或床垫上，虎口张开，对着足部跟腱处，大拇指置于内踝下方的照海穴，食中两指置于外踝下方的申脉穴，缓慢按揉2~3分钟。

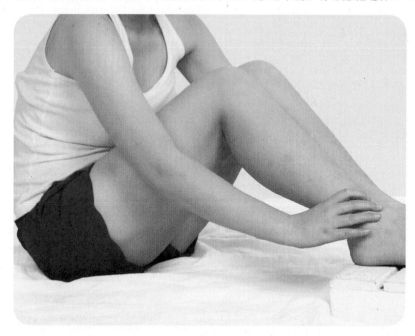

④体位同上，用右手大鱼际肌按揉左足背内侧太白、公孙穴，每穴按揉2分钟。接着用左手依法按揉右足。

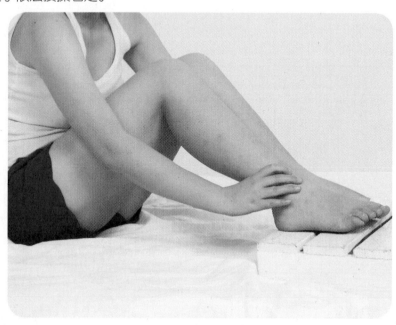

⑤体位同上，用右手大鱼际肌按揉左足背外侧足临泣穴，时间约 2 分钟，以有酸胀、发热感为宜。接着用左手按揉右足。

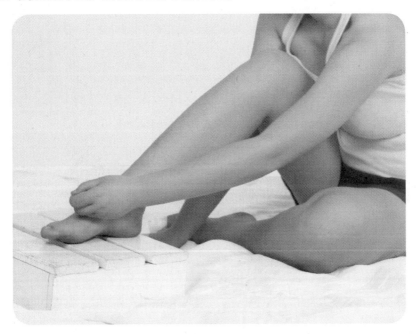

⑥体位同上，用拇指与屈曲的食指轻拉脚趾，按从左足到右足，大趾到小趾的顺序，每趾轻拉 10 次。

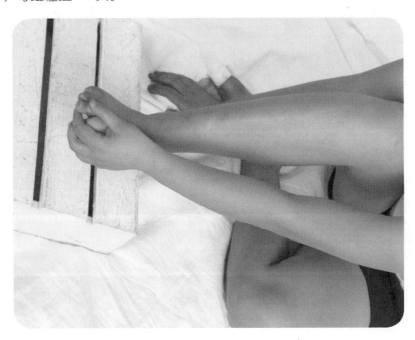

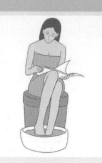
三、足部按摩的功效

⭐ 扶正祛邪

足被誉为人体的"第二心脏"，足底有很多内脏器官的反射区，这些反射区既是人体的缩影，也完整地联系着全身脏腑器官。按摩足部可调动人体的内部潜能，增强机体的抗病能力，治疗人体各个脏腑器官的疾病。而按摩足部穴位更是能起到明显的双向调节作用，虚者能补，实者能泻，寒者能温，热者能清，积者能散，坚者能软，损之有余，补之不足，活血散瘀，消肿止痛，疏通经络，通利关节，扶正祛邪，增强体质。

四、注意事项

1. 饭前 30 分钟、饭后 1 小时内不可做足部按摩。
2. 女性在怀孕、月经期间不宜做足部按摩。
3. 各种传染性疾病患者，不宜做足部按摩。
4. 病人在服药治疗期间接受足部按摩不应停药。
5. 对于严重的心脏病、肾病、糖尿病、肝病患者，按摩力度要轻，双足按摩不能超过 10 分钟。

第三章　轻轻一按消除办公疲劳

第一节　眼睛干涩、疲劳

　　上班族眼睛干涩、疲劳是很常见的问题，而导致眼干的主要原因则是长时间盯着电脑屏幕，缺乏正常眨眼。眨眼可使泪液更好地湿润眼睛。据统计每天在电脑前工作 3 个小时以上的人中，有 90％ 以上的人眼睛都有问题。其次隐形眼镜的使用也是诱发眼病症的重要因素，最后在都市生活的上班族受环境污染的影响也较大，烟雾、紫外线、空气污染、高温、空调和气候干燥等，都可增加泪液的蒸发，导致眼睛干涩、疲劳。

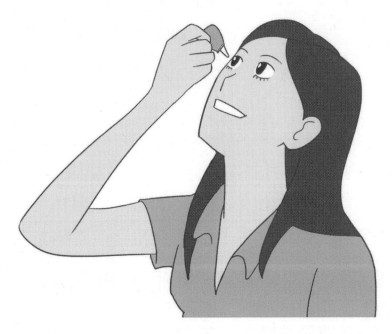

　　穴位按摩能通过对眼部及其周围部位的刺激，促进眼周的血液供给，改善眼内房水循环，调节眼压，解除用眼疲劳。

一、眼干疲劳常用穴

⭐ 四白、承泣、瞳子髎、睛明、攒竹、鱼腰

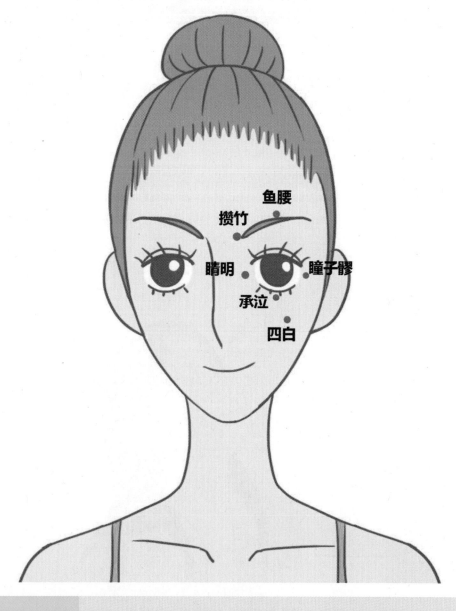

四白穴	位置：四白穴位于面部，瞳孔直下，当眶下孔凹陷处
	主治：目赤痛痒，目翳，眼睑（瞤）动，口眼㖞斜，头痛眩晕

承泣穴	位置：位于人体面部，瞳孔直下，在眼球与眶下缘之间	
	主治：目赤肿痛，流泪，夜盲，眼睑（睑）动，口眼㖞斜	
瞳子髎穴	位置：位于面部，目外眦旁，在眶外侧缘处	
	主治：头痛，目赤，目痛，畏光，迎风流泪，远视不明，眼内障，目翳	
睛明穴	位置：位于人体面部，目内眦角稍上方凹陷处	
	主治：目赤肿痛，流泪，视物不明，目眩，近视，夜盲，色盲	
攒竹穴	位置：位于面部，当眉头陷中，眶上切迹处	
	主治：头痛，口眼㖞斜，目视不明，流泪，目赤肿痛，眼睑（睑）动，眉棱骨痛，眼睑下垂	
鱼腰穴	位置：位于额部，瞳孔直上，眉毛中	
	主治：近视，沙眼，青光眼，角膜炎，视神经炎等	

二、明润双眼按摩法

①用两手中指和无名指指腹由内向外沿眉弓拉抹 20 次，经过攒竹、鱼腰时稍作停顿，用力按压10 次。

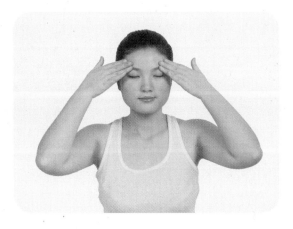

②用双手食指指腹推揉眼眶 10 次，先从内侧睛明穴沿上眼眶缓慢向外眼角瞳子髎推揉，再从瞳子髎沿眼眶下缘推揉回睛明穴，途经睛明、瞳子髎、承泣三穴时稍作停顿，每穴按揉 30 秒。

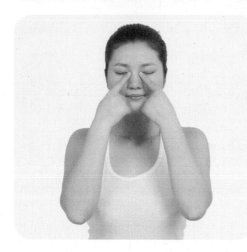
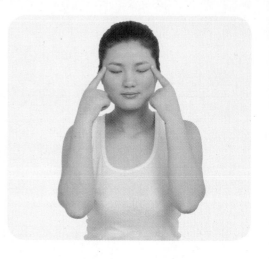

③双手食中两指置于四白穴，大拇指支撑在下颚骨凹陷处，按揉四白穴 2~3 分钟。

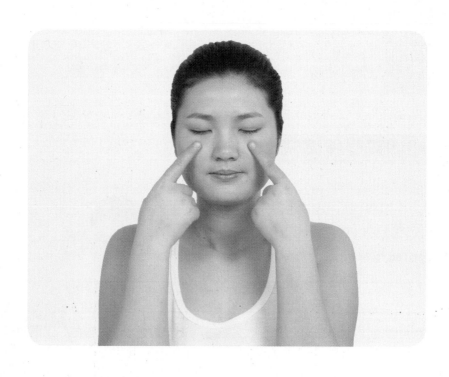

④闭目后转动眼球，先顺时针转5圈，再逆时针转5圈。

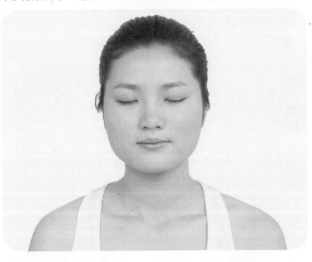

    20～40岁的正常人每分钟眨眼约20次，而在睁眼凝视变动快速的电脑屏幕时，眨眼次数会减少到每分钟4～5次，造成泪液分泌严重不足，就会出现眼睛干燥酸涩的症状。因此特意眨眼，对眼睛的保护非常有效。一般而言，每天特意眨眼300次比较合适，不仅有助于促进泪液分泌，缓解干燥酸涩的症状，而且可以清洁眼睛，并给眼睛小小的按摩，从而缓解眼睛疲劳。另外，经常以热水、热毛巾或蒸气等熏浴双眼，可以促进眼部的血液循环，趋减眼睛的疲劳感。

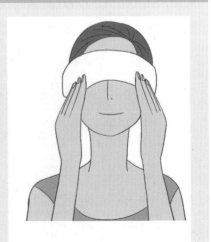

三、其他方法

⭐ 饮食疗法

枸杞桑葚粥

材料：枸杞子5克，桑葚子5克，山药5克，红枣5个，粳米100克。

制法：将上述食材放入锅中，加适量清水熬煮成粥。

使用：趁热服用。

功效：枸杞子、桑葚子能补肝肾，山药、红枣健脾胃。视力疲劳者如能每日早晚两餐，较长时间服用，既能消除眼疲劳症状，又能增强体质。

四、注意事项

1 避免长时间连续操作电脑，注意中间休息，看看远处的景物。

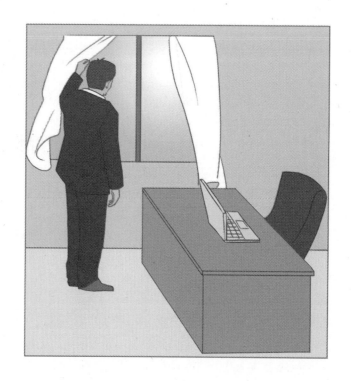

2 要保持一个最适当的姿势，眼睛与屏幕的距离应在 40~50 厘米，使双眼平视或轻度向下注视荧光屏。

3 电脑室内光线要适宜，不可过亮或过暗，避免光线直接照射在荧光屏上而产生干扰光线。

4 注意眼部卫生，戒除不良用眼习惯，少吹空调，少戴隐形眼镜。

5 坚持每天喝 6 杯水，保持体内充足的水分，尽量避免饮用含咖啡因的饮料，因为咖啡因会消耗身体的水分。

第二节　心悸心烦

　　上班族因为长期超负荷地工作，神经总是处在紧张状态。而心悸心烦的原因正是由于焦虑、紧张、情绪激动、精神创伤等因素的作用，中枢的兴奋和抑制过程发生障碍，受植物神经调节的心血管系统也随着发生紊乱，引起了一系列交感神经张力过高的症状。表现为无故心率加快，心搏增强，甚至伴随胸闷气短、面红耳赤。此外，过度劳累，体力活动过少，循环系统缺乏适当锻炼，以致稍有活动或少许劳累即不能适应，因而产生过度的心血管反应也会导致无故心悸心烦。

　　通过穴位按摩可以调理心气，疏导气血，从而起到安神定悸的作用。

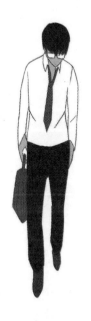

一、心悸心烦常用穴

★ 郄门　少冲、神门、巨阙、内关

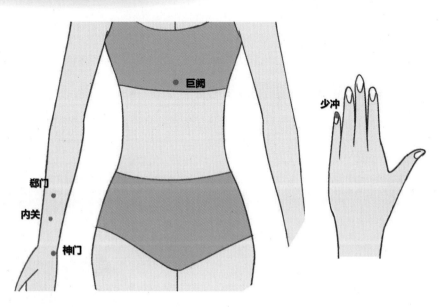

郄门穴	位置：在前臂掌侧，当曲泽穴与大陵穴的连线上，腕横纹上5寸
	主治：心痛，心悸，胸痛，心烦，咳血，呕血，衄血，疔疮，癫疾
少冲穴	位置：在小指末节桡侧，距指甲角0.1寸
	主治：心悸，心痛，胸胁痛，热病，昏迷、喉咙疼痛等。
神门穴	位置：位于腕部，腕掌侧横纹尺侧端，尺侧腕屈肌腱的桡侧凹陷处
	主治：心病，心烦，惊悸，怔仲，健忘，失眠，癫狂痫证，胸胁痛等疾病
巨阙穴	位置：位于上腹部，前正中线上，当脐中上6寸
	主治：胸痛，心痛，心烦，惊悸，尸厥，癫狂，痫证，健忘，胸满气短，咳逆上气，腹胀暴痛，呕吐
内关穴	位置：位于前臂正中，腕横纹上2寸，在桡侧屈腕肌腱同掌长肌腱之间
	主治：心痛，心悸，胸闷气急，呃逆，胃痛，失眠，孕吐，晕车，手臂疼痛

二、安神定悸按摩法

①深呼吸5次，再用手心拍打另一侧手臂，按从上到下的顺序来回重复10次。

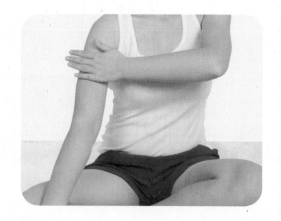

②抬起左手前臂，掌心向上，右手托起左手腕部，用拇指指腹依次按揉神门、内关穴，每穴按揉 2 分钟。再换手进行。

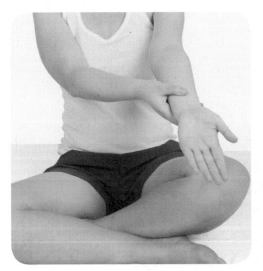 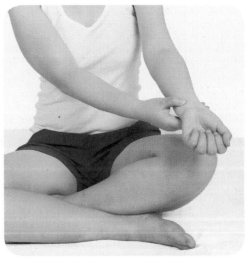

③并拢拇指外的四指，指端着力，缓慢按压前臂内侧郄门穴，左右两侧各按压 30 次。

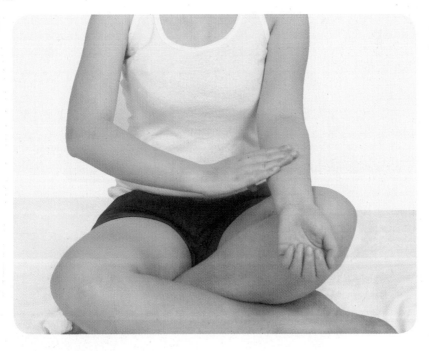

④用右手拇指与食指提起左手小指，将拇指端置于小指少冲穴，用力按揉1~2 分钟。然后换着进行。

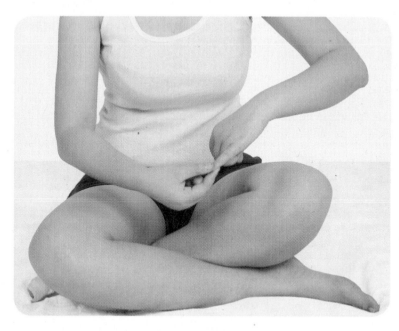

⑤双手十指交叉，掌根上缘置于胸前巨阙穴，从上外下推擦 30 次。推擦面围绕巨阙穴。

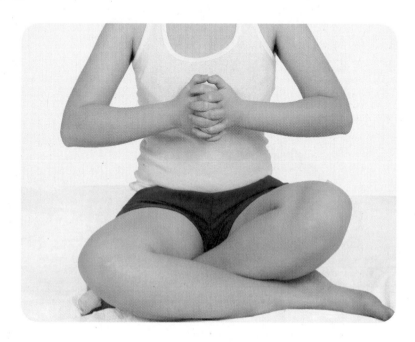

三、其他方法

⭐ 饮食疗法

龙眼红枣粥

材料：糯米、龙眼肉各 50 克，红枣 10 枚。

制作：将上述材料放入锅中，加适量清水熬成粥。

使用：趁热温服，日服 2 次，连服 10 天。

功效：理气安神。

四、注意事项

1 调节情志，防止喜怒等七情过极，一定要控制情绪，少生气。

2 适当注意休息，少房事，少进食含动物脂肪多的饮食。

3 少进咸、辣和酒、烟、浓茶、咖啡等。

4 适当参加体育锻炼，如散步、太极拳、体操、气功等。

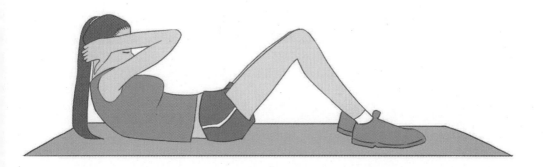

第三节 记忆力减退

上班族由于精神压力大，工作紧张、焦虑等问题容易导致记忆力下降。人的最佳记忆力出现在 20 岁前后，然后大脑的机能开始渐渐衰退，25 岁前后记忆力开始正式下降，年龄越大记忆力越低，因此 20 多岁和 30 多岁的人被健忘症困扰也不是奇怪的事。此外，持续的压力和紧张会使脑细胞产生疲劳，而使记忆力减退。过度吸烟、饮酒、缺乏维生素等可以引起暂时性记忆力恶化。

从中医角度看，心脾两虚、阴虚火旺、肾精亏虚、痰瘀内阻都可引起记忆力减退。但其核心病机还是有气血亏虚、肾精不足导致的。通过穴位按摩可以疏通脑部气血，补肾固肾，上达脑髓，健脑强心从而缓解记忆力减退的问题。

一、记忆力减退常用穴

★ 太溪、关元、少海、心俞、肾俞

太溪穴	位置：位于足内侧，内踝后方与脚跟骨筋腱之间的凹陷处	
	主治：失眠，健忘，月经不调，头晕头痛，耳聋耳鸣	
关元穴	位置：在脐中下 3 寸，腹中线上，仰卧取穴	
	主治：记忆力减退，眩晕，羸瘦无力，白浊，尿闭，尿频，黄白带下，痛经，中风脱症，虚痨冷惫	
少海穴	位置：屈肘，当肘横纹内侧端与肱骨内上髁连线的中点处	
	主治：癫狂，吐涎，项强，臂痛，齿痛，目眩，头晕，气逆，瘰疬等	
心俞穴	位置：位于第 5 胸椎棘突、旁开 1.5 寸。	
	主治：健忘，心痛，惊悸，咳嗽，吐血，失眠，盗汗，梦遗，癫痫，胸痛，心悸亢进，晕车，头痛，恶心想吐，神经官能症等。	

肾俞穴	位置：位于人体的腰部，当第 2 腰椎棘突下，左右旁开 1.5 寸处。
	主治：精力减退，腰痛，肾脏病，高血压，低血压，耳鸣等。

二、健脑强心按摩法

①被按者俯卧，家人用双手大拇指指腹置于心俞穴按揉 2~3 分钟，局部出现酸胀感为佳。

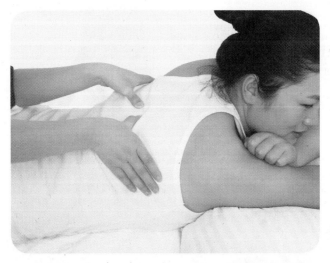

②体位同上。家人双手搓热后将掌心置于肾俞穴，旋转按揉 1 分钟。再搓热后继续按揉，如此重复 3~5 次，腰部有热感为佳。

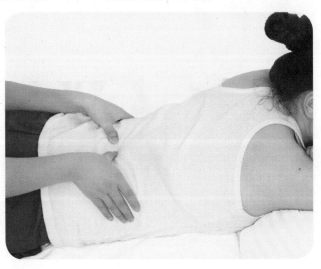

③仰卧位，右手掌心置于下腹关元穴，左手叠在右手上，顺时针按揉3~5分钟。

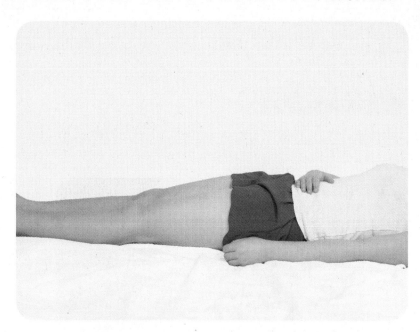

④抬起一只手臂，屈曲手肘，用另一手的拇指指腹按揉手臂内侧少海穴，左右两侧各2~3分钟。

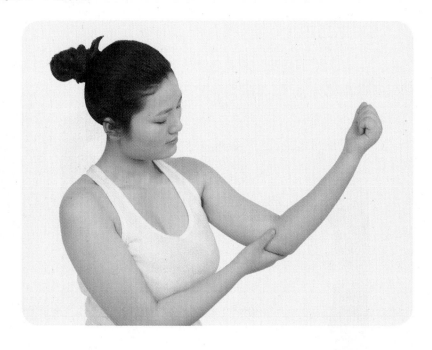

⑤取坐位，将两足抬起置于座椅或床垫上，用双手大拇指指腹按揉两足内踝后方的太溪穴，时间 2~3 分钟。

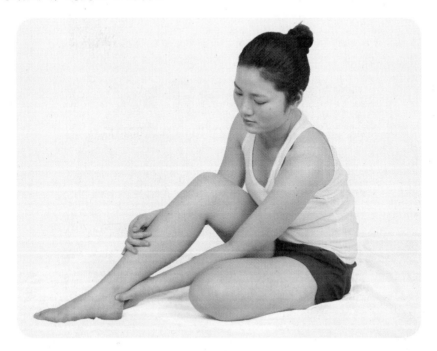

三、其他方法

⭐ 中药疗法

中药补肾方

材料：核桃仁、红枣各 60 克，杏花 30 克（去皮尖）酥油、白蜜各 30 毫升，白酒 1500 毫升。

制作：将白蜜、酥油溶化，倒入白酒和匀，随将其余 3 味药研碎后放入酒内，密封。

使用：浸 21 天后即可饮用，每次服 15 毫升，每日 2 次。

功效：补益脑部气血。

四、注意事项

1. 每天坚持穴位按摩不松懈。
2. 保持饮食的营养均衡，注意各种维生素、蛋白质的摄取。
3. 夜晚要保证充足的睡眠时间，白天也要注意适当地休息。

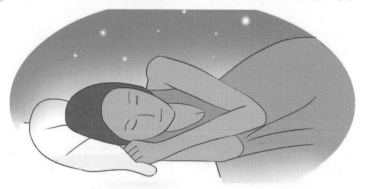

4. 保持轻松愉悦的心情，学会自我心理调节、舒缓压力与紧张的情绪。
5. 适当地运动，以促进血液循环及新陈代谢。

第四节　失眠多梦

睡眠，是每个人都不可缺少的，而现在的社会以及工作压力下，睡眠不好、失眠多梦成为很多人，尤其是繁忙的上班族普遍存在的问题。失眠虽不属于危重疾病，但妨碍人们正常生活、工作、学习和健康，并能加重或诱发心悸、胸痹、眩晕、头痛、中风等病症。

中医学认为失眠与人体阴阳失衡、脏腑不调有关，穴位按摩可以清心宁神、调和脏腑、平衡阴阳，从根本上改善我们的睡眠质量。

一、失眠多梦常用穴

⭐ 印堂、百会、风池、劳宫、涌泉

印堂穴	位置：位于人体的面部，两眉头连线中点即是
	主治：失眠，高血压，鼻塞，头痛头晕，赤目肿痛
百会穴	位置：位于头顶正中线与两耳尖连线的交叉处，穴居巅顶
	主治：失眠，健忘，高血压，眩晕，血管性头痛，心悸等
风池穴	位置：位于项部，当枕骨之下，与风府穴相平，胸锁乳突肌与斜方肌上端之间的凹陷处
	主治：头痛，失眠，宿醉，头重脚轻，眼睛疲劳，颈部酸痛，落枕
劳宫穴	位置：在手掌心，当第2、第3掌骨之间偏于第3掌骨，握拳屈指时无名指尖处
	主治：失眠，昏迷，晕厥，中暑，呕吐，心痛，癫狂，痫证，口舌生疮，口臭，鹅掌风等
涌泉穴	位置：于足前部凹陷处第2、第3趾趾缝纹头端与足跟连线的前1/3处
	主治：神经衰弱，精力减退，倦怠感，失眠，晕眩，焦躁，更年期障碍，怕冷症，肾脏病，头顶痛，咽喉痛，舌干，神经性头痛等

二、镇静安神按摩法

①两拇指指腹紧贴于印堂穴，双手余指固定头部二侧。然后两拇指呈左下右上、左上右下交替推摩。手法由缓至速、由轻至重，反复推摩约2分钟。

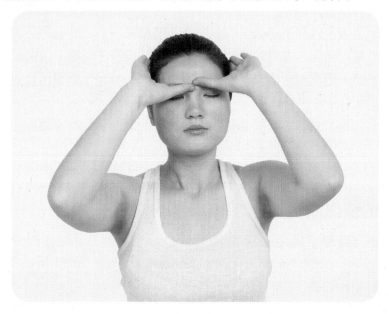

②用右手中指指尖在百会穴点按，待局部产生重胀麻感后改用拇指腹旋摩，如此反复交替进行约10次。

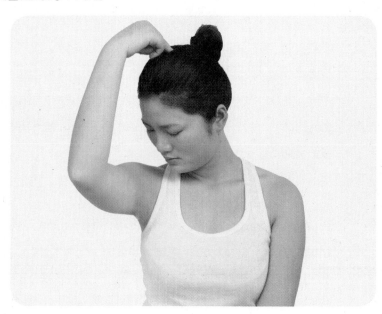

③接着用掌心以百会穴为轴心，均匀用力旋摩约 30 圈。

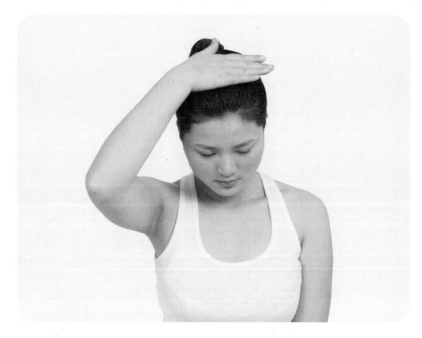

④弯曲食指，用凸出的指关节扣压风池穴。左右分别扣压 10 次。因为风池穴位于后颈部，在扣压时可稍微偏头。力度以稍有痛感为准。

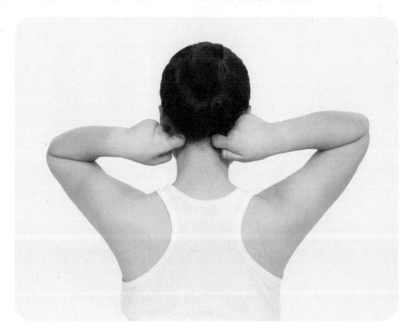

⑤用大拇指从另一只手的劳宫穴开始按压，逐个按到每个指尖，左右手交替按压。按压时要保持心平气和、呼吸均匀。时间约 3 分钟。

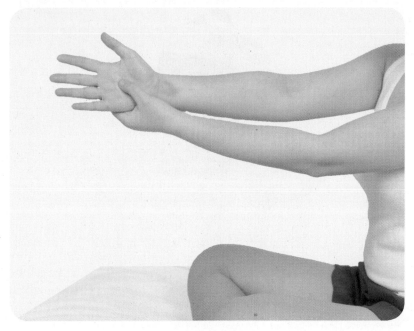

⑥用左（右）手大鱼际肌来回推搓脚掌的涌泉穴，两侧分别推擦 2~3 分钟，可减轻腿部疲劳、强筋壮骨。不过此穴忌夜深后胡乱摁挤。

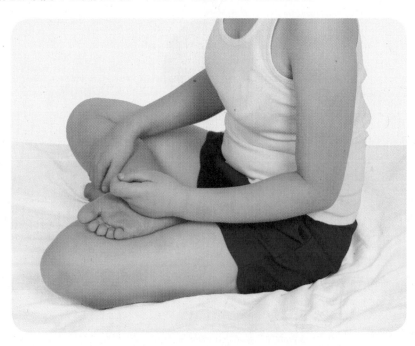

⑦将双手搓热，两掌心按前额－双颊－下巴的顺序摩擦整个面部，手法要轻柔，约摩擦 1 分钟。

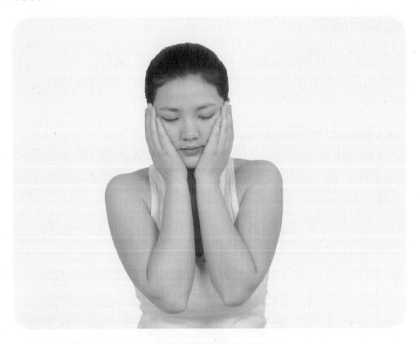

小贴士

此套按摩可在洗澡后进行，洗热水澡也有助于放松肌肉，令你睡得更好。按摩结束后喝一杯温水，促进血液循环、排除体内废弃物。

三、其他方法

⭐ 催眠法

1️⃣ 食醋催眠。

中医认为酸甘化阴，即食入酸甜性食物可以转化为阴气，从而有效促进睡眠，醋正好为酸味物质，如果体内多摄入食醋，则可稳定情绪，改善失眠症状。用一汤匙食醋兑入温开水中慢服。饮后静心闭目，不久便会入睡。

2️⃣ 睡前 1 杯牛奶。

牛奶中色氨酸是人体八种必需的氨基酸之一，它不仅有抑制大脑兴奋的作用，还含有能使人产生疲倦感觉的作用。它是体内不可缺少的氨基酸之一，1 杯牛奶中的含量足够起到使人安眠的作用，可使人较快地进入梦乡。

四、注意事项

1 每天坚持穴位按摩以及泡脚，增强免疫力消除疲劳。

2 坚持有规律的作息。作息有规律能起镇定作用，因此失眠者假期也不可打乱作息规律。

3 晚饭过饱会影响睡眠，要避免晚饭过量。

4 坚持体育运动有助睡眠，但睡前两小时不要做剧烈运动。

5 睡前 6 小时必须远离咖啡因、尼古丁，两者对神经兴奋的影响很大。

6 关掉电视和收音机，安静的环境对提高睡眠质量非常有益。

7 睡觉之前的一个热水澡有助于你放松肌肉，可令你睡得更好。

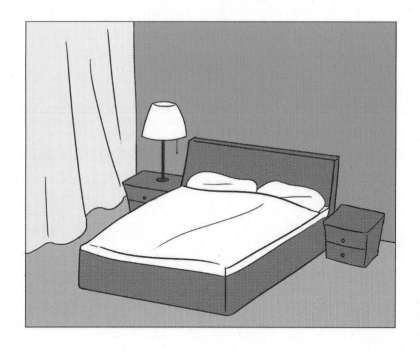

第五节　精神不振、嗜睡

　　长期待在办公室上班会因为缺乏运动而致疲劳。一般人会有一种错觉，以为运动会令人疲劳。但事实刚好相反，若缺少运动，你的肌肉会变得虚弱，而当你要运用它们时，要花更大的气力才能让它们正常工作。此外上班族们通常为了方便日常饮食以加工食物为主会导致营养不良，感到疲乏的概率也会比其他人高出许多。

　　中医学认为阳气不足，脾胃受湿，肾精亏虚容易引起沉困无力，怠惰嗜卧。按摩能宁神醒脑，消除头昏头痛，恢复大脑活力。

一、嗜睡困乏常用穴

★ 鼻交、神门、三阴交、太溪、丰隆

鼻交穴	位置：在鼻部，鼻骨最高处微上凹陷中取穴
	主治：嗜睡，健忘，昏厥，中风昏睡，不省人事，精神性疾病，肝病，黄疸
神门穴	位置：位于腕部，腕掌侧横纹尺侧端，尺侧腕屈肌腱的桡侧凹陷处
	主治：头身困重，心烦，惊悸，怔忡，健忘，失眠，癫痫，胸胁痛等疾病
三阴交	位置：在小腿内侧，当足内踝尖上3寸，胫骨内侧缘后方，正坐屈膝成直角取穴
	主治：神经衰弱，全身无力，消化不良，食欲不振，肠绞痛，腹泻，失眠，月经不调等。
太溪穴	位置：位于足内侧，内踝后方与脚跟骨筋腱之间的凹陷处
	主治：头痛目眩，咽喉肿痛，牙痛，耳聋，气喘，月经不调，失眠，健忘，阳痿，小便频数，腰脊痛
丰隆穴	位置：外踝尖上8寸，条口穴外1寸，胫骨前嵴外2横指处。
	主治：嗜睡，头晕，痰多咳嗽，呕吐，便秘，水肿，癫狂痫，下肢痿痹

二、提神醒脑按摩法

①将双掌搓热，掌心沿着前额－鼻梁两侧－脸颊－鼻梁两侧－前额的顺序，上下来回摩擦 20 次。

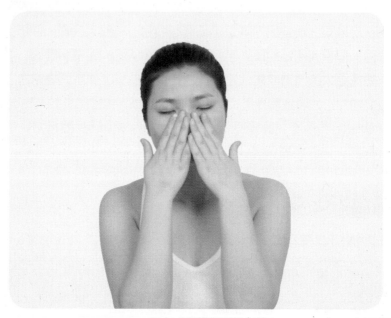

②一手托起另一手腕部，用拇指指腹按揉神门穴，左右两侧各按揉 2 分钟。

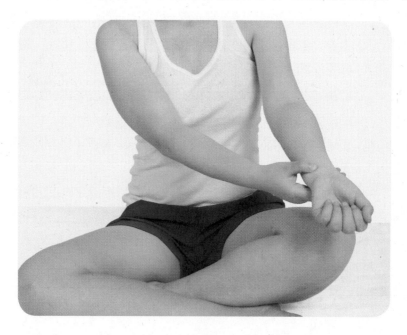

③取坐位,用右(左)手小鱼际肌分别置于丰隆、三阴交和太溪穴做顺时针按揉。每穴各按揉 3 分钟。

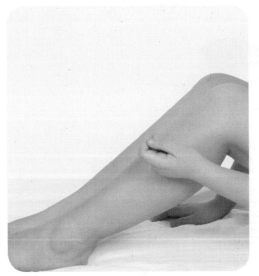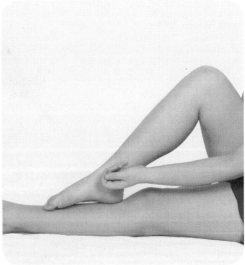

④用双手指交叉抱住头部,做颈部后仰动作 20 次。

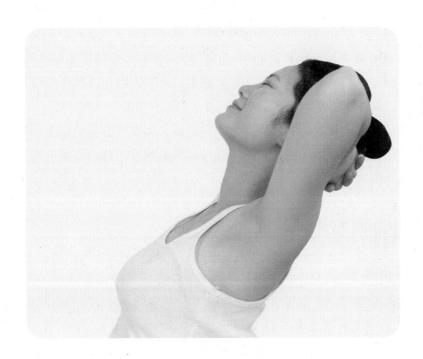

⑤用双手掌轻轻抚摸头部，将头发从前向后理顺，呼吸稍稍加深并减慢，数次后恢复平静呼吸。

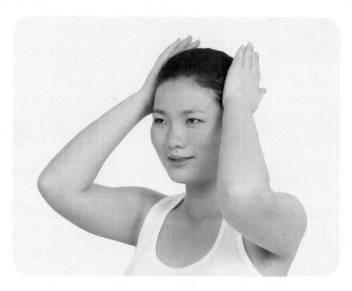

小贴士

上班族对于午休的时间务必要把握好，适当的午休确实有补充体力，保护大脑、放松心情、减轻压力的作用。但一般来说午休若超过 30 分钟，身体就会进入深睡期，1 小时左右的睡眠勉强醒来，由于未能完成整个睡眠周期，会导致头疼及其他不适症状。所以健康的午睡以 15～30 分钟最恰当。

另外还可以通过对视觉的刺激来提神醒脑，如在办公桌前添置一些色彩艳丽并富有生机的饰物以及花草，给人以一种赏心悦目之感。良好的视觉刺激也有利于消除嗜睡。

三、其他方法

⭐ 醒神花茶

玫瑰薄荷茶

材料：玫瑰花干花蕾 4~5 颗 薄荷少量 (10~15 克即可)。

制作：将干玫瑰花与薄荷一同放入杯中，加入开水后冲泡 10 分钟。

使用：待茶凉后饮用其提神效果更佳。

功效：玫瑰花具有活血化瘀、舒缓情绪的作用，薄荷可驱除疲劳，且玫瑰花的甘甜纯香可以冲淡薄荷之中苦涩味，一举两得。

四、注意事项

1 要养成良好的作息习惯，尽量避免熬夜，早睡早起。

2 无论什么季节都要注意办公室内的通风状况，流通的空气能让大脑清醒。

3 每天要保证至少 1 小时的运动，例如清晨漫步、做操，黄昏小跑、打球等。运动能加速体内循环，提高大脑的供氧量，从而改善嗜睡情况。

4 保持积极乐观的生活态度对精神状态也是十分重要的。不要让自己总是处在负面情绪中，在工作或生活中遇到挫折或不如意都是正常的，应当学会自我调节。

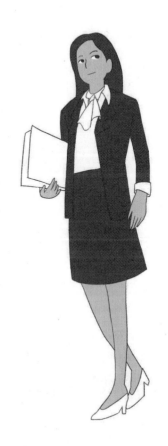

第四章 常见职业病的按摩疗法

第一节 空调病

空调病也是如今上班族的高发疾病之一，在夏天尤为明显。原本空调的出现是为了调节温度，使人感到舒适的，但殊不知这样的非自然调节对人也有很大的危害。空调房间过于密闭，空气不流通，二氧化碳以及各种有害的细菌病毒无法排出，再加上温度、湿度过低自然而然会诱发各种疾病，如畏寒不适、头昏乏力、关节肌肉酸痛以及皮肤发干、变差等。

在空调的环境当中，由于温度过低人体的新陈代谢会减慢，气血运行也不畅通，穴位按摩能改善这些问题，在一定程度上缓解空调环境下给人带来的不适感。

一、空调病常用穴

⭐ 百会、太阳、大椎、风府、神阙、足三里

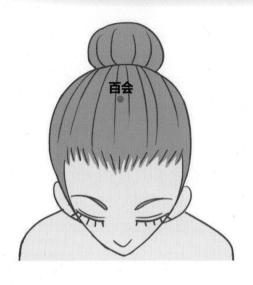
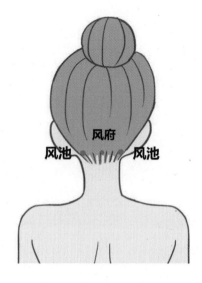

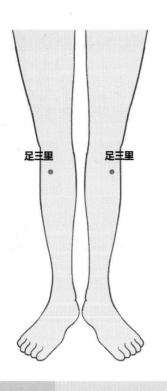

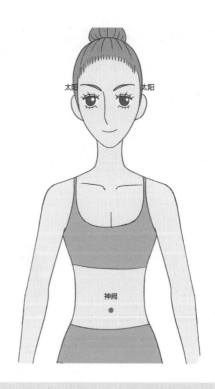

百会穴	位置：位于人体头部，当前发际正中直上 5 寸，或两耳尖连线中点处
	主治：头痛，眩晕，惊悸，健忘，高血压，低血压，耳鸣，失眠，鼻塞，脱肛，痔疾，阴挺，泄泻
太阳穴	位置：眉梢与外眼角之间，向后移 1 寸凹陷处
	主治：头痛头晕，偏头痛，神经衰弱，感冒，视物不清，口眼㖞斜等病症
大椎穴	位置：穴位于人体的颈部下端，第 7 颈椎棘突下凹陷处
	主治：热病，咳嗽，喘逆，肩背痛，癫狂痫证，五劳虚损，七伤乏力，中暑，呕吐，黄疸，风疹
风府穴	位置：颈后部，当后发际正中直上 1 寸
	主治：头痛，项强，眩晕，咽喉肿痛，失音，癫狂，中风
神阙穴	位置：位于脐窝正中
	主治：腹痛，泄泻，脱肛，水肿，虚脱

足三里	位置：在小腿前外侧，当犊鼻穴下 3 寸，距胫骨前缘 1 横指处（中指）
	主治：胃痛，呕吐，腹胀腹泻，痢疾，下肢水肿，痹痛

二、疏通气血按摩法

①取坐位，双手食、中、无名指按揉两侧太阳穴 2 分钟。

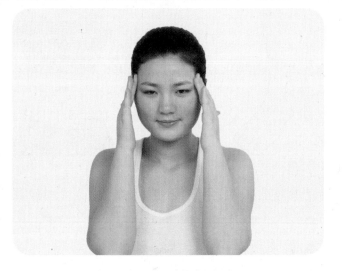

②双手叠加，左手置于右手上，掌心置于头顶百会穴，均匀用力旋摩约 30 圈。

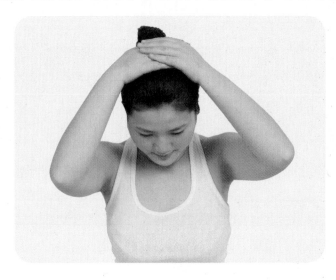

③头微向下垂，用右手拇指指腹按揉大椎穴 2 分钟。

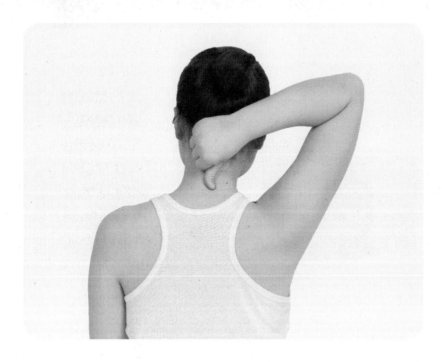

④低头，右手大鱼际置于颈后风府穴，做顺时针按揉 2~3 分钟。

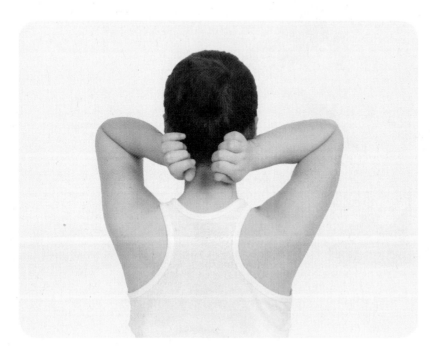

⑤仰卧位，双手掌重叠掌心置于神阙穴，顺时针摩腹 5 分钟。

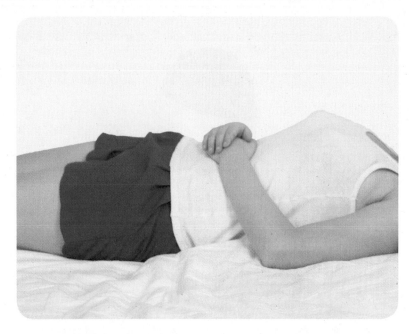

⑥两手拇指指腹稍用力按压两侧足三里穴 2~3 分钟。

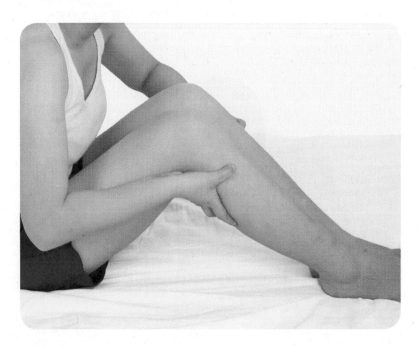

三、其他方法

⭐ 饮食疗法

DIY 药用粥

材料：藿香 30 克（干品），鲜荷叶、苡仁各 100 克。

制作：将鲜荷叶与藿香混合煮沸后加水 800 毫升，煮沸后，用小火再熬 20 分钟，滤去渣，取药液约 500 毫升，用此药液与 100 克苡仁煮成稀粥。

使用：1 日 2 次，早晚各吃 1 剂。

功效：清热解毒，疏风化湿。

四、注意事项

　　⚫ 在空调房间要注意保暖，尤其是职场女性们，即使是夏天在办公室内也最好避免穿短裙短裤。

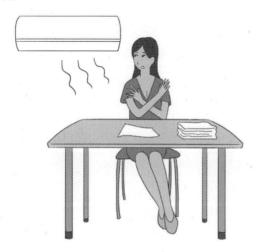

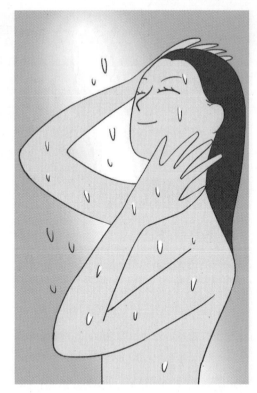

2 使用空调必须注意通风，每天需定时打开窗户，关闭空调，增气换气，使室内保持一定的新鲜空气。最好每两周清扫空调机一次。

3 空调室温和室外自然温度不宜过大，以不超过 5 度为宜，夜间睡眠最好不要用空调，睡前在户外活动，有利于促进血液循环，预防空调病。

4 在空调环境下工作，尽量不要让通风口的冷风直接吹在身上，大汗淋漓时最好不要直接吹冷风，这样降温太快，很容易发病。

5 要常常洗澡，以保持皮肤清洁。由于经常出入空调环境、冷热突变，皮肤附着的细菌容易在汗腺或皮脂腺内阻塞，易引起感染化脓。

6 空调室内禁止吸烟。

第二节 颈部僵硬、隐痛

颈部问题可说是现代的文明病，许多上班族长时间地单纯作业、精神压力、运动不足、因驾车产生的精神疲劳等，都导致了颈部肌肉僵硬酸痛。颈椎问题并非一日成疾，大部分都是因为长期姿势不良的原因，如椅子和桌子的高度不适、手腕持续反复动作，或经常处于低头的状态等。颈椎要支撑头部的重量，又有很大的活动范围，而且活动频繁，所以易于劳损和退化。

做颈部按摩，可改善颈部的血液循环，增加颈部肌肉的力量，保持项韧带的弹性，加强颈椎小关节的稳定性。长期坚持可令颈部活动灵活，能有效防治落枕、颈椎病、头痛头晕、颈肩臂疼痛麻木等病症。

一、颈部僵硬常用穴

★ 风池、大椎、肩井、合谷

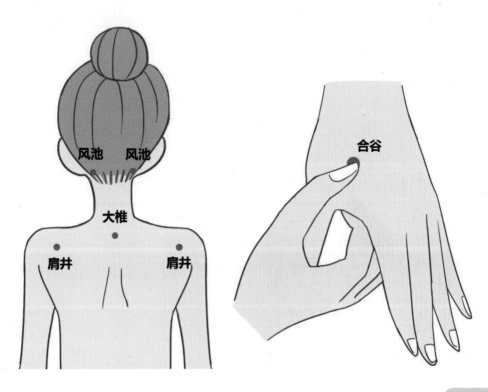

风池穴	位置：位于项部，当枕骨之下，胸锁乳突肌与斜方肌上端之间的凹陷处
	主治：颈项强痛，目赤痛，流泪，鼻渊，鼻出血，耳聋，气闭等
大椎穴	位置：位于人体的颈部下端，第七颈椎棘突下凹陷处
	主治：项强，肩背痛，腰脊强，角弓反张，五劳虚损，七伤乏力等
肩井穴	位置：在大椎穴与肩峰连线中点，肩部最高处
	主治：落枕，肩颈酸痛，头酸痛，头重脚轻，眼睛疲劳，耳鸣，高血压等
合谷穴	位置：位于手背虎口处，于第一掌骨与第二掌骨间陷中
	主治：头痛脊强，耳聋，下齿龋，喉痹，面肿，唇吻不收，口噤不开，偏正头疼，偏头风，风疹，腰脊内痛

二、舒筋通络按摩法

①静坐，轻闭口目，头部稍向前倾，双手抱头，大鱼际肌紧贴风池穴顺时针方向按揉 20~30 次。

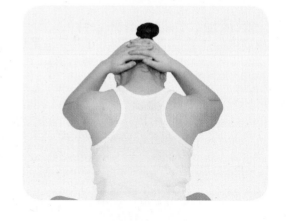

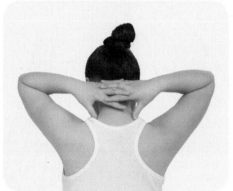

②用右手掌五指合拢至后颈，掌根紧贴大椎穴位置，用力顺时针方向旋转按揉 25 次，后换用左手逆时针方向按摩 25 次，交替按摩 2~3 遍。

③快速对掌搓擦20次，立即以热手捂住颈部后外侧，时间约10秒钟。重复5遍。

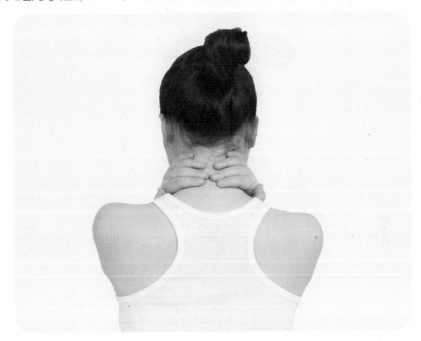

④用右手掌五指合拢从颈后至左侧颈部肌肉处拉抹 20~30 次，然后换左手，交替按摩 2~3 遍。

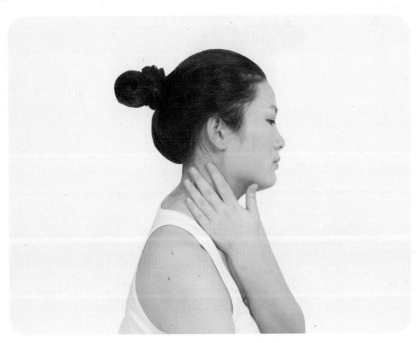

⑤用一手食中两指置于对侧肩井穴，按揉 2~3 分钟，然后换手。

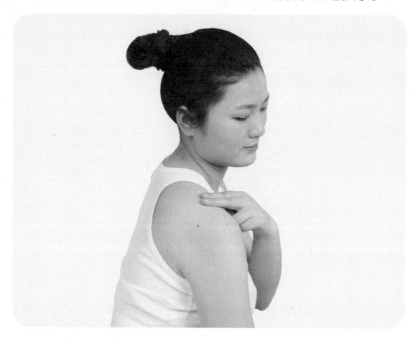

⑥将大拇指指腹置于对侧虎口处的合谷穴，按揉 2~3 分钟，然后换手进行。

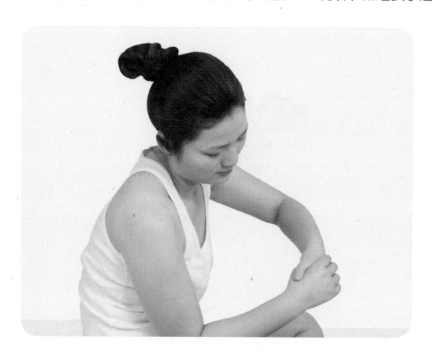

人体颈部的神经受压有一定周期，一般来说是每45分钟为1个周期，因此，如果职业上要求颈部长时间低头、仰头或进行其他动作时，要注意每45分钟休息一下，放松颈部，以避免颈部的超负荷工作。休息时，眼望远方，让颈部回复放松的状态，并慢慢旋转颈部。休息时间不一定要很长，但可令颈部从原来的状态释放出来，不至于过度疲劳。

按摩手法应轻柔，用力不宜过重。颈椎病保健和自我治疗前应明确诊断，还应积极进行合理、有效、对症的运动。

三、其他方法

★ DIY 药膏

温经通络膏

材料：乳香、没药、麻黄、马前子各30克，饴糖或蜂蜜适量。

制作：将上述材料碾为细末，加入饴糖或蜂蜜调成软膏或凡士林调煮成膏。

使用：均匀外敷于颈部僵硬处。1日1次，每次敷4~5小时。

功效：散寒利湿，祛风通络。

四、注意事项

① 首先在坐姿上尽可能保持自然的端坐位，保持正常生理曲线。通过升高或降低桌面与椅子的高度比例，调整最适合自己的体位。不宜头靠在床头或沙发扶手上看书、看电视等。

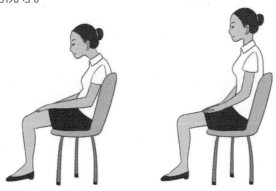

❷ 注意颈部保暖，颈部受寒冷刺激会使肌肉血管痉挛，加重颈部板滞疼痛。

❸ 合适的枕头对治疗和预防颈椎病十分重要，是药物治疗所不能替代的，应长期坚持应用。枕头不能过软也不能过硬，高度应为本人的一拳高。

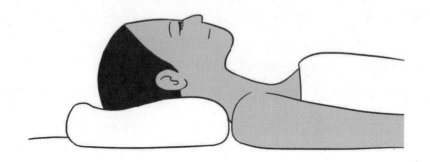

❹ 加强颈肩部肌肉的锻炼，多做头及双上肢的前屈、后伸及旋转运动，既可缓解疲劳，又能使肌肉发达，韧度增强。

❺ 宜服食偏温性的蔬菜水果，如韭菜、香菜、胡萝卜、山药、桃子、葡萄、橘子、杏仁核、桃仁等。

第三节　肩周酸痛

很多上班族都需要整天待在电脑前，打字、找资料等，长时间保持着一个固定的动作，肩膀和背部就会麻麻的，时间一长，疼痛感就会袭来。轻者以上肢无力、手指麻木为主，严重者不仅肩周肌肉酸痛，甚至肩部活动都会受限，无法正常抬举上臂，这样不仅会严重影响我们的工作效率，对我们的身体也会造成不良的影响。

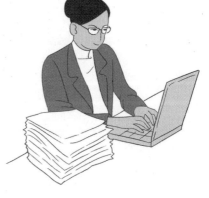

做肩部的按摩，可行气活血、疏理筋骨、祛风散寒、松解粘连、解痉止痛、促进上肢血液循环，改善肌肉、韧带的血液供应，增强肌肉活力，使肩部活动灵活。

一、肩周酸痛常用穴

⭐ 肩贞、臑俞、天宗、曲垣、肩外俞、尺泽

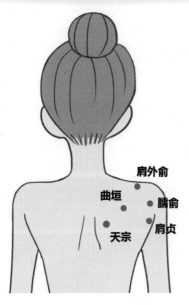

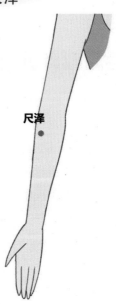

肩贞穴	位置：在肩关节后下方，臂内收时，腋后纹头上1寸
	主治：肩胛疼痛，手臂不举，上肢麻木，耳鸣，齿疼，瘰疬，及肩关节周围炎等
臑俞穴	位置：在肩部，当腋后纹头直上，肩胛冈下缘凹陷中
	主治：肩臂疼痛，瘰疬
天宗穴	位置：肩胛骨冈下窝中央凹陷处，约肩胛冈下缘与肩胛下角之间的上1/3折点处取穴
	主治：肩胛疼痛，肩背部损伤等局部病证
曲垣穴	位置：位于人体的背部左右肩胛骨内上侧
	主治：肩胛疼痛
肩外俞	位置：在背部，当第1胸椎棘突下，旁开3寸
	主治：颈椎病，肩胛区神经痛，痉挛，麻痹，肺炎，胸膜炎，神经衰弱，低血压等
尺泽穴	位置：位于肘横纹中，肱二头肌腱桡侧凹陷处
	主治：肩脊痛，风痹，手臂不能上肩，肘臂挛痛，咳嗽，喘息，气逆，咯血等

二、舒筋止痛按摩法（家人辅助）

①家人用右手小鱼际肌滚揉被按者肩部及上臂外侧，从肩峰至手肘，来回往返5次。滚至尺泽穴时加大力度。

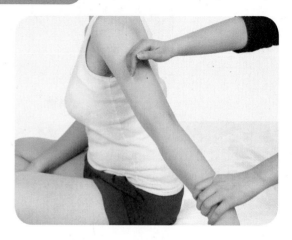

②先用右手大鱼际依次按揉肩外俞、曲垣、天宗、肩贞、臑俞四穴，每穴1分钟。再用大拇指指腹依次点压，每穴20压。

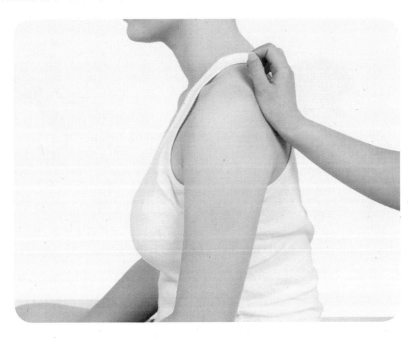

③双手置于肩部，大拇指在后，其余四指在前，拿捏肩部肌肉，由肩部外侧向颈部拿捏10次。

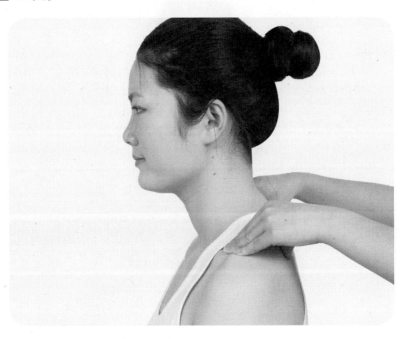

④双手向后伸，家人在后方拉住被按者的腕部，渐渐向上拉动，拉到不能继续为止，再放下，如此反复进行 20 次。

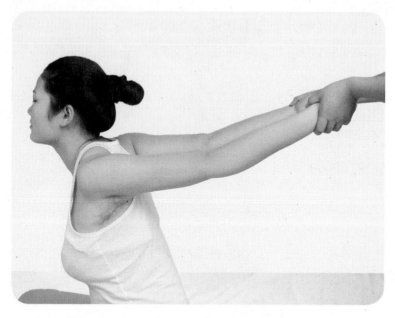

⑤双臂交叉，用掌心拍打肩部 1~2 分钟。

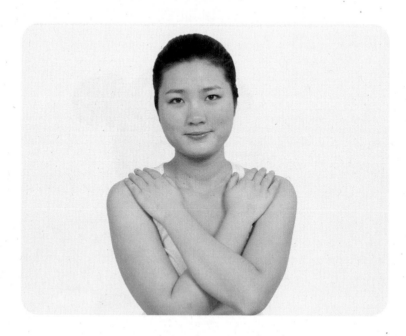

三、其他方法

⭐ 摇肩法

1️⃣ 托肘摇肩法：家人一手扶住被按者患肢肩关节上方，一手托住肘部，沿顺时针方向或逆时针方向环转摇动肩关节。

2️⃣ 握手摇肩法：家人一手扶住被按者患肢肩关节上方，另一手握住患者的手，沿顺时针方向或逆时针方向环转摇动肩关节。

四、注意事项

1️⃣ 平时多锻炼，多活动肩部。

2️⃣ 避免过度劳累，疼痛时避免提重物。

3️⃣ 要加强身体各关节的活动和户外锻炼，注意安全，防止意外损伤。

4️⃣ 注意肩关节局部保暖，随气候变化随时增减衣服，避免受寒受风及久居潮湿之地。

5️⃣ 急性期不宜做肩关节的主动活动，可采用热敷、拔火罐、轻手法推拿、按摩等方法综合治疗，注意热敷时不要烫伤。

第四节　坐骨神经痛

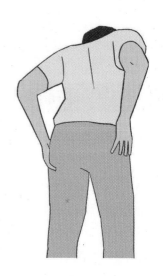

　　越来越多的办公室白领们患上了一种以往只有老年人才会患上的疾病，就是坐骨神经痛。发病的原因是多方面的，长时间不正确的坐姿和缺乏运动，职业女性经常穿高跟鞋，使脊柱受力发生改变，压迫了坐骨神经，长期在空调环境下穿短裤短裙，受冻等都是引发坐骨神经痛的原因。坐骨神经痛通常表现为腰部、臀部钝痛并向腿部后外侧放射痛，持续时间长且发作时坐站难挨，令上班族们苦不堪言。

　　坐骨神经痛虽不算大病，但也不能小觑，不予治疗，任其发展可能造成跛行腿，所以要尽早防治。穴位按摩有舒筋活络、活血化瘀的作用，可以在一定程度上缓解坐骨神经痛。

一、坐骨神经痛常用穴

★ 秩边、承扶、环跳、风市、委中、昆仑

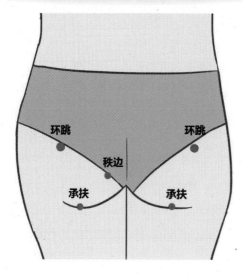

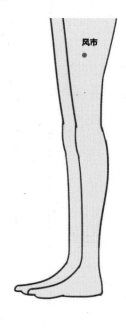

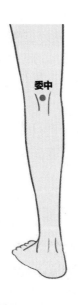

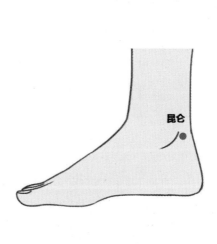

秩边穴	位置：在臀部，平第 4 骶后孔，骶正中嵴旁开 3 寸
	主治：腰骶痛，下肢痿痹等腰及下肢病症，小便不利，便秘，阴痛等
承扶穴	位置：位于大腿后面，臀下横纹的中点
	主治：腰骶臀股部疼痛，痔疾
环跳穴	位置：侧卧屈股，股骨大转子最凸点与骶管裂孔连线的外 1/3 与中 1/3 交点处
	主治：腰胯疼痛，下肢痿痹等腰腿病证
风市穴	位置：在大腿外侧部的中线上，当腘横纹水平线上 7 寸。直立，手下垂于体侧，中指尖所到处即是
	主治：下肢痿痹，股外侧皮神经痛，腰病，脚气
委中穴	位置：位于人体的腘横纹中点，当股二头肌腱与半腱肌肌腱的中间
	主治：坐骨神经痛，小腿疲劳，肚子疼痛，脖子酸痛，腰部疼痛或疲劳，臀部疼痛，膝盖疼痛
昆仑穴	位置：在足部外踝后方，当外踝尖与跟腱之间的凹陷处
	主治：坐骨神经痛，腰痛，下肢麻痹，脚跟痛，足踝关节及周围软组织疾患等

二、舒筋活络按摩法

①取站姿，双手叉腰，大拇指在后，其余四指在前，顺着腰窝至两胯的方向用力往下推擦。重复 20 次。

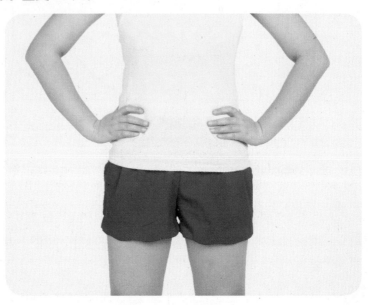

②用双手食、中、无名指三指置于臀上部秩边穴，深吸一口气，紧按穴位保持 8 秒钟，再缓缓吐气，同时按揉穴位。重复 10 次。

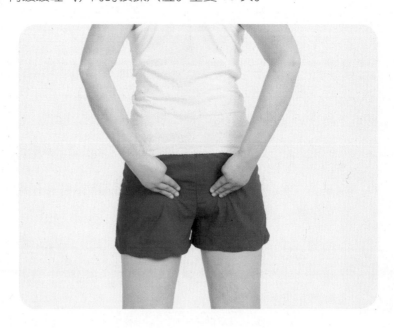

③姿势同上，用双手大鱼际紧贴臀部两侧，以环跳穴为中心顺时针或逆时针按揉 2~3 分钟。

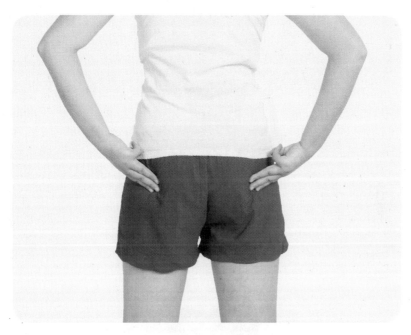

④再将双手大拇指指腹置于两侧承扶穴，缓慢按揉 2~3 分钟。

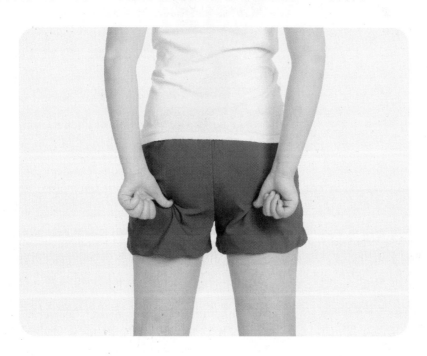

⑤用手掌沿着臀部到腿部的疼痛部位用力推擦，擦动的速度要尽可能地快，时长 2~3 分钟，可有间歇停顿。

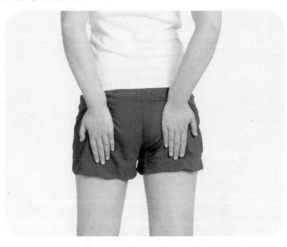

⑥食指屈曲，用凸出的关节面用力点压风市、委中、昆仑三穴，每穴 30 压。以酸胀感为度。

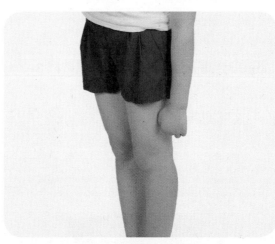

小贴士

既然不良姿势是诱发坐骨神经痛的常见原因，那么上班族们就要引起重视了，虽然我们工作的时候需要坐着，但是也不能就这样坐等坐骨神经痛的到来，要注意纠正不良坐姿，同时还要适当站起来活动一下腰椎，不要一坐就是一整天。另外，下班之后要适当进行腰部运动，缓解腰椎疲劳，不要一回到家就往沙发上坐，那对腰椎是极为不利的，很有可能诱发坐骨神经痛，都市白领们需要引起重视。

三、其他方法

⭐ 中药方

蠲痹镇痛汤

材料：制乳香、制没药、制川乌、制草乌各 10 克，细辛、甘草各 6 克，牛膝 15 克，苍术、桂枝、防己各 12 克，川芎、牛膝各 15 克。

制作：将上述材料混合，加适量清水浸泡半小时，然后煎煮 40 分钟左右。去渣。

使用：1 日 1 剂，分两次温服。

功效：散寒除湿，通痹止痛。

四、注意事项

❶ 日常生活中注意保持正确的站姿，坐姿，睡姿。

❷ 四季都要注意防寒保暖。当臀部的臀小肌冻伤后肿胀，压迫坐骨神经，同样可能引起坐骨神经痛。

❸ 虽然在办公室内很少有活动的空间，但上班族们每天仍要保持一定的运动量。每过 1 小时应站起来走动走动，可以放松腰椎。

❹ 鞋跟高度不能超过 4 厘米，喜欢穿高跟鞋的时尚女性应控制穿高跟鞋的时间，尤其要避免穿着高跟鞋跑跳。

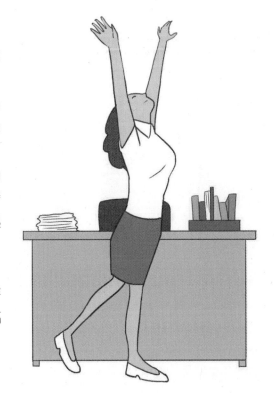

第五节 腰背酸痛

长期坐在办公室上班除了会引起肩颈腿部的疼痛之外腰背同样会出现问题。由于活动太少，长时间保持一个姿势造成腰背部肌肉栓塞，神经缺血，导致局部肌肉酸痛或胀痛，通常在劳累时会加重，休息时减轻，严重时甚至不能坚持弯腰工作，长此以往会逐步发展为腰肌劳损。所以都市白领们对腰背部的问题也要引起重视。

常用穴按摩能调整机体气血阴阳，疏通气血、消肿止痛，还可解除局部肌肉痉挛，促进局部血液、淋巴循环，改善腰背酸痛的问题。

一、腰背酸痛常用穴

⭐ 后溪、脾俞、腰俞、命门、委中、承山

后溪穴	位置：位于小指尺侧，第 5 掌骨小头后方，当小指展肌起点外缘
	主治：腰背痛，头项强痛，手指及肘臂挛痛等痛证，耳聋，目赤，癫狂痫
脾俞穴	位置：位于背部，第 11 胸椎棘突下，旁开 1.5 寸
	主治：背痛，腹胀，腹泻，呕吐，痢疾，便血等脾胃肠腑病证
腰俞穴	位置：腰俞穴位于腰部，臀沟分开处即是
	主治：腰脊强痛，腹泻，便秘，痔疾，癫痫，月经不调，下肢痿痹
命门穴	位置：位于腰部，当后正中线上，第 2 腰椎棘突下凹陷中
	主治：虚损腰痛，脊强反折，尿频，赤白带下，五劳七伤，头晕耳鸣，癫痫，手足逆冷
委中穴	位置：位于人体的腘横纹中点，当股二头肌腱与半腱肌肌腱的中间
	主治：腰部疼痛或疲劳，臀部疼痛，膝盖疼痛，坐骨神经痛，小腿疲劳，肚子疼痛，脖子酸痛

承山穴	位置：位于人体的小腿后面正中，当伸直小腿或足跟上提时，腓肠肌肌腹下出现的尖角凹陷处即是
	主治：腰背痛，小腿肚抽筋，脚部劳累，膝盖劳累

二、解痉止痛按摩法

①被按者俯卧位，家人用双手大鱼际以脊柱为中心分推背部，从颈部开始沿着脊柱到腰骶为止，重复 10 次。

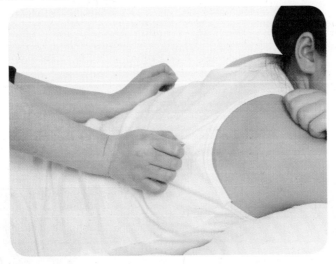

②体位同上，家人用双手大拇指指腹依次按揉背部两侧脾俞穴和腰俞穴，每穴按揉 2~3 分钟。

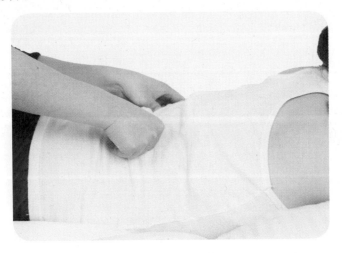

③体位同上，家人将双手搓热后掌心紧贴命门穴 5~10 秒，重复此操作 20 次。

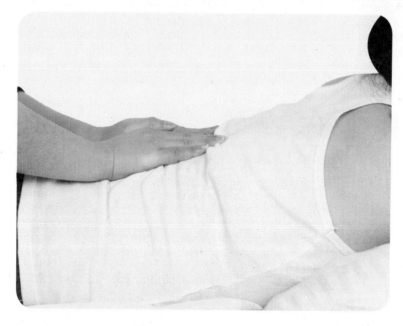

④双手握拳，用拳眼敲击腰背部疼痛部位，每个部位敲 10~20 次。

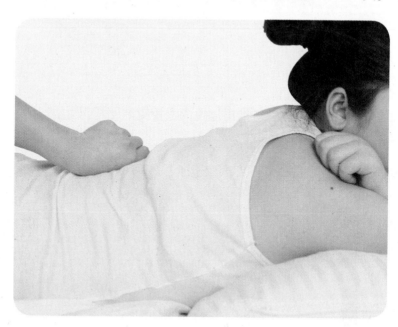

⑤用双手大拇指点揉腿部委中、承山穴，每穴 2~3 分钟。

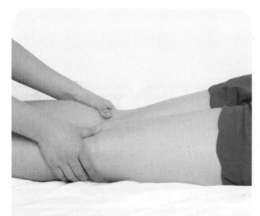 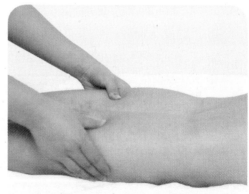

三、其他方法

⭐ 腰背锻炼操

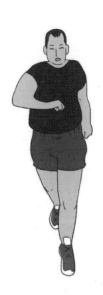

　　①伸腰：站立两脚与肩同宽，腰后伸，逐渐增大幅度，重复 5 次。

　　②动髋：仰卧，两腿伸直，左腿向前用力伸，同时右腿向后缩，此时骨盆左低右高，双侧交替进行 30~50 次。

　　③船式运动：仰卧位，两腿伸直，两臂平放体侧，掌心向下，吸气同时将头、上身躯干、两腿、双臂抬起，头与趾同高，屏气尽力保持以不勉强为限，呼气慢慢还原，反复 6 次。

　　④桥式运动：仰卧屈髋、屈膝，双足平放床面，吸气同时收腹，提肛，伸展膝关节，屏气保持 5 秒，呼气还原，反复 6 次。

四、注意事项

1 长时间保持同一坐姿或站姿之后，应放松腰部，或伸展腰肢。

2 过于肥胖者，应该恰当减肥以减少腰部的负担。

3 不宜选用过软的床垫，较硬的床垫对腰部有助益。同时，睡觉尽量不要俯卧，对腰部不利。

4 弯腰或扭腰时要尽量小心，最好避免弯腰或扭腰。

5 长期身心劳累也是腰背痛的诱因，因此预防之道也包括在工作之余的时候尽量放松自己。

第六节　慢性鼻炎

慢性鼻炎是一种在城市里覆盖面很广疾病，原因也是多种多样的。对办公室人群来说主要有四个方面的原因，一是工作过度疲劳，受湿受凉；二是自身体质弱，容易被感染；三是环境污染，空气密闭导致细菌侵袭；四是感冒治疗不及时而引发的后遗症。在临床上通常表现为长期间歇性或交替性地鼻塞，导致咳嗽痰多，头晕脑涨，精神不振。所以一定要警惕鼻塞的问题，如果鼻子的通气功能受到了影响，那么也会间接影响肺脏健康，诱发一系列呼吸系统疾病。

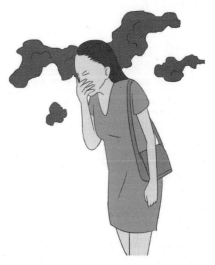

每天给鼻子做做按摩可以疏通鼻部气血，使鼻腔通畅，改善呼吸循环。

一、慢性鼻炎常用穴

★ 迎香、鼻通、内迎香、素髎、上星

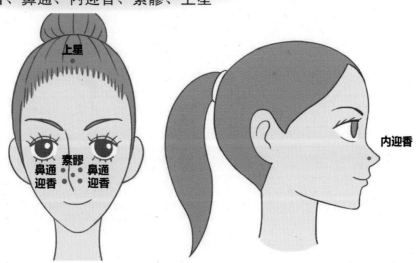

迎香穴	位置：当鼻唇沟内，鼻翼外旁开 0.5 寸处
	主治：感冒，鼻炎，鼻塞，嗅觉不灵，口眼㖞斜等病症
鼻通穴	位置：位于面部，当鼻翼软骨与鼻甲的交界处，近处鼻唇沟上端处
	主治：单纯性鼻炎，过敏性鼻炎，肥大性鼻炎，萎缩性鼻炎，鼻息肉，嗅觉功能障碍，感冒，头痛，鼻塞
内迎香穴	位置：在鼻孔内，当鼻翼软骨与鼻甲的黏膜处
	主治：鼻炎，目赤肿痛，喉痹，热病，中暑，眩晕
素髎穴	位置：人体的面部，鼻尖的正中央
	主治：鼻塞，鼻出血，流清涕，鼻中肉，鼻渊，酒糟鼻，惊厥，昏迷
上星穴	位置：位于人体的头部，当前发际正中直上 1 寸
	主治：鼻渊，鼻出血，鼻痔，鼻痈，癫狂，痫证，小儿惊风，疟疾，热病，头痛，眩晕，目赤肿痛，迎风流泪

二、通利鼻窍按摩法

①右手掌心按于鼻尖素髎穴顺时针方向揉 50 次。

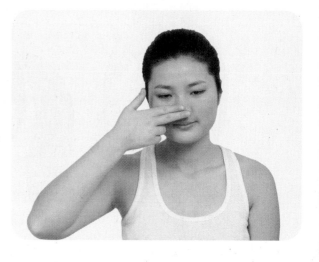

②将双手食指指腹置于迎香穴，做旋转按揉。鼻吸口呼，吸气时向外、向上揉搓，呼气时向里、向下按揉。按揉 60 次，以鼻内有通气的感觉为宜。

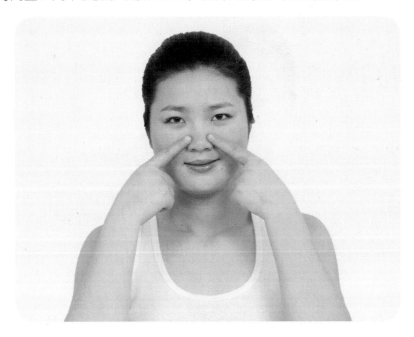

③将双手食指指腹置于两侧鼻通穴，按揉 2 分钟，力度以被按部位有酸胀感为准。

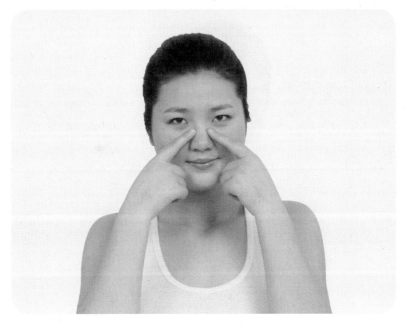

④用食中两指指腹由鼻尖向鼻根，再由鼻根往鼻尖推移，上下来回推移30次。

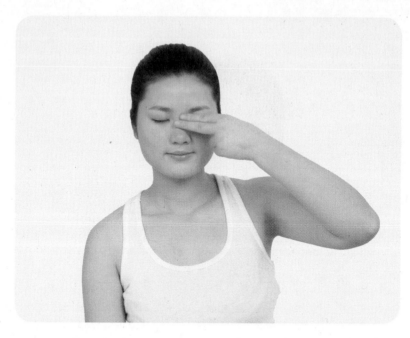

⑤将一手食指和拇指分别放入两鼻孔内，指尖对准两侧内迎香穴，轻轻揉捏2~3分钟，至鼻有酸胀感为止。

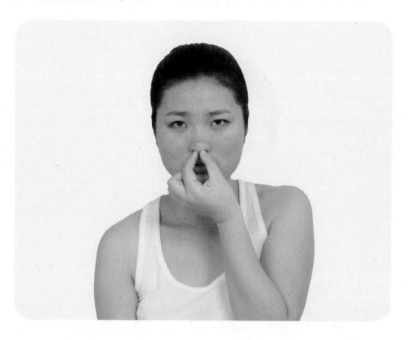

⑥将右手掌心置于上星穴，顺时针按揉 2 分钟。

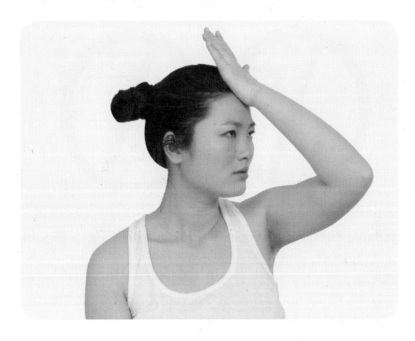

小贴士

迎香穴为体表的感风之处，也是停风之处，治风之穴。经常按摩可以祛头面之风，散巅顶之寒，从而增强抵抗病菌的能力。秋季常按摩迎香穴，不仅能使鼻腔黏膜分泌物增加，保持鼻腔的湿润、通畅，还有治疗鼻炎，预防感冒的作用。

三、其他方法

⭐ 简单小药方

材料：菊花、白芷各 10 克，干大蒜、香菜、鲜姜各 50 克。

制作：将大蒜洗净切碎，鲜姜切丝，与上述材料混合加水煎煮 10 分钟后去渣。

使用：热服，早晚各 1 次，连服 3~5 天。

功效：通利鼻窍。

四、注意事项

1 有鼻梁骨折、损伤者暂不宜鼻部按摩。

② 戒烟酒，注意饮食卫生和环境卫生，避免粉尘长期刺激。

③ 避免长期使用鼻腔减充血剂，该类药物有可能造成"药物性鼻炎"。

④ 积极治疗急性鼻炎，每遇感冒鼻塞加重，不可用力抠鼻，以免引起鼻腔感染。

⑤ 应注意锻炼身体，参加适当的体育活动。

⑥ 注意气候变化，及时增减衣服。

⑦ 应尽量避免出入人群密集的场所，并注意戴口罩。

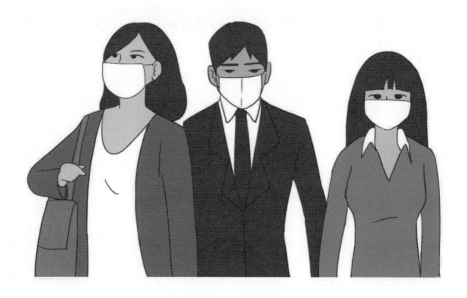

第七节　慢性咽炎

　　温度、湿度的变化、空气质量差、烟酒刺激、辛辣刺激性食物、粉尘、有害气体及放射性照射通常是导致慢性咽炎的原因，而总是待在空气不流通的办公室里使得白领们比其他人患上慢性咽炎的概率更大。在临床上主要表现为咽部疼痛，有异物感，吐不出又咽不下，或咯出小米粒大小伴有臭味的黄色豆渣样物。长期患慢性咽炎可并发慢性喉炎、鼻炎、中耳炎、支气管炎甚至心脏病。

　　中医学认为咽炎是由于肺肾阴虚，津不上承，虚火滞咽，通过按摩可以清热去火、养阴生津，改善慢性咽炎的症状。

一、慢性咽炎常用穴

⭐ 扶突、水突、人迎、列缺、少商、天突

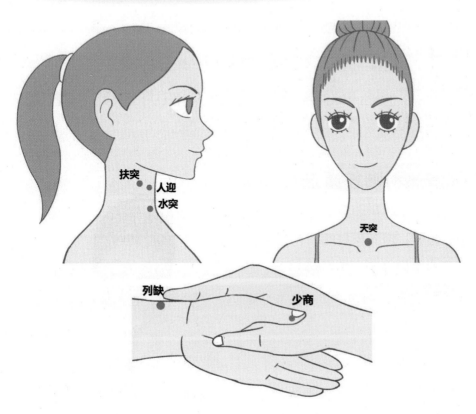

扶突　人迎　水突　天突　列缺　少商

扶突穴	位置：在颈部外侧，喉结旁 2 寸，当胸锁乳突肌的前后缘之间
	主治：咽喉肿痛，咳嗽，气喘，暴喑，瘰疬，瘿气
水突穴	位置：水突穴位于人体的颈部，胸锁乳突肌的前缘，当人迎穴与气舍穴连线的中点
	主治：咽喉肿痛，咳嗽，气喘
人迎穴	位置：位于颈部，喉结旁，当胸锁乳突肌的前缘，颈总动脉搏动处
	主治：咽喉肿痛，气喘，瘰疬，瘿气，高血压
列缺穴	位置：在前臂桡侧缘，桡骨茎突上方，腕横纹上 1.5 寸，当肱桡肌与拇长展肌腱之间
	主治：伤风，头痛，项强，咳嗽，气喘，咽喉肿痛，口眼㖞斜，牙痛
少商穴	位置：该穴位于人体的手拇指末节桡侧，距指甲角 0.1 寸
	主治：咽喉肿痛，咳嗽，鼻出血，发热，昏迷，癫狂
天突穴	位置：位于颈部，当前正中线上胸骨上窝中央
	主治：咽喉肿痛，咳嗽，哮喘，胸中气逆，舌下急，暴喑，瘿气，噎嗝，梅核气

二、清热利咽按摩法

①头微低，将双手搓热，右手大鱼际置于后颈部，从上到下用力推擦 20 次。

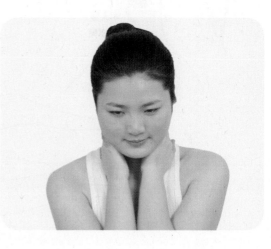

②双手虎口张开，置于颈部左右两侧，拇指在前，其余四指在后，大拇指依次按揉人迎、扶突、水突三穴，每穴按揉 1~2 分钟，力量要适度。

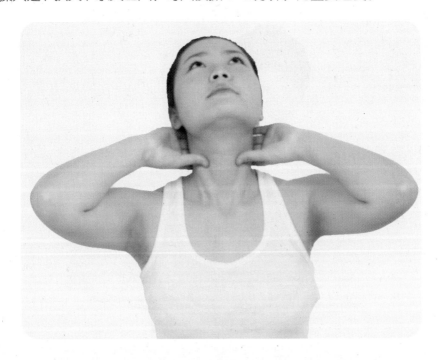

③将右手食中两指置于天突穴，做顺时针按揉 1~2 分钟。

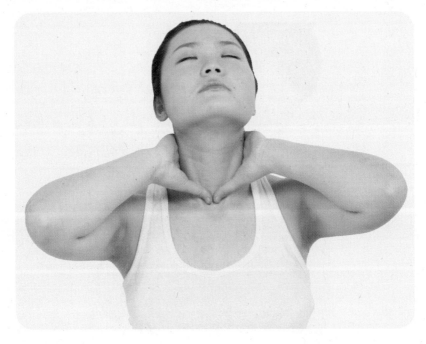

④双手虎口交叉，右手食指置于左手列缺穴，用食指指腹按揉 1~2 分钟。再将左手食指置于右手列缺穴按揉 1~2 分钟。

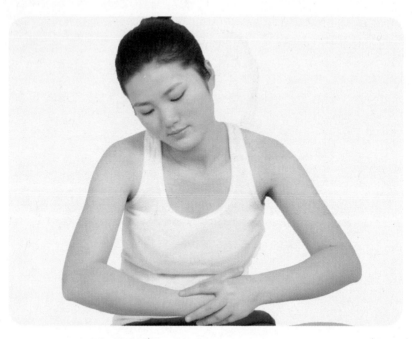

⑤用右手大拇指和食指按揉左手五指，按小指到拇指、指根到指尖的顺序，在拇指少商穴处稍作停顿，按压 10 次。然后换手进行，此操作重复 3~5 次。

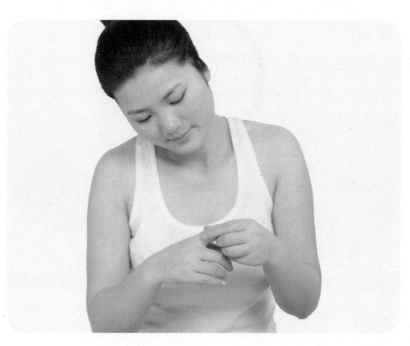

三、其他方法

★ 饮食疗法

清咽饮

材料：乌梅肉、生甘草、沙参、麦冬、桔梗、元参各50克。

制作：将上述材料捣碎混匀。

使用：以沸水冲饮，每次服15克左右，1日3次。

功效：清热利咽。

四、注意事项

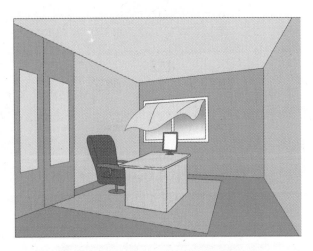

1 办公室要经常开窗通风，保持室内空气流通。

2 避免接触粉尘、有害气体、刺激性食物空气质量差的环境等对咽黏膜不利的刺激因素。

3 清淡饮食，保持口腔清洁，尤其要注意避免烟酒刺激，二手烟危害更大。

4 保持良好的心理状态，以通过增强自身整体免疫功能状态来提高咽部黏膜局部功能状态。

5 进行适当体育锻炼、保持健康规律的作息。

第八节　慢性胃炎

　　很多上班族因为工作繁忙经常三餐不定时，有时候完全没吃，有时候又暴饮暴食，这样饥一顿饱一顿的做法对胃的伤害是最大的。我们的胃需要消化食物，如果没有食物那么胃酸就会对胃壁造成伤害，长期的伤害则会形成慢性胃炎。此外食物不干净导致细菌侵袭，胃部受寒，工作压力大、精神紧张导致消化系统功能失调等都是形成胃炎的重要原因。

　　穴位按摩能调理中气、健脾利湿、和胃降逆、疏肝宁神，对慢性胃炎的治疗有良好的效果。

一、慢性胃炎常用穴

★ 梁门、天枢、中脘、梁丘、足三里

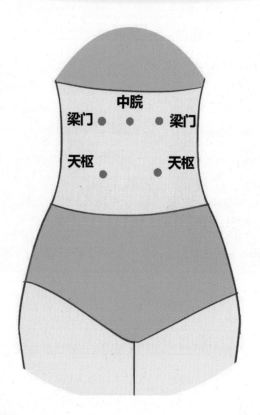
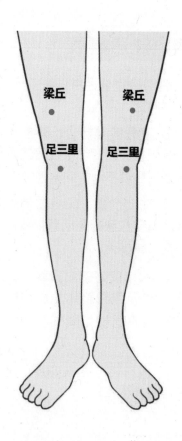

梁门穴	位置：脐中上4寸，前正中线旁开2寸
	主治：胃痛，腹胀，呕吐，常用于治疗胃炎，胃或十二指肠溃疡，胃下垂，胃神经官能症
天枢穴	位置：位于腹部，肚脐左右旁开2寸处
	主治：腹痛，腹胀，便秘，腹泻，痢疾等胃肠病。
中脘穴	位置：位于人体上腹部，前正中线上，当脐中上4寸
	主治：胃脘痛，腹胀，呕吐，呃逆，翻胃，吞酸，纳呆，食不化，疳积
梁丘穴	位置：屈膝，在大腿前，当髂前上棘与髌骨底外侧端的连线上，髌骨外上缘2寸
	主治：急性胃痛，胃痉挛，腹泻，膝盖头痛，浮肿等
足三里	位置：在小腿前外侧，当犊鼻穴下3寸，距胫骨前缘1横指处（中指）
	主治：胃痛，呕吐，腹胀腹泻，痢疾，下肢水肿，痹痛

二、健脾和胃按摩法

①仰卧位，以双手掌面置于两侧胁肋部，由上往下来回斜擦2分钟，以局部有温热感为佳。

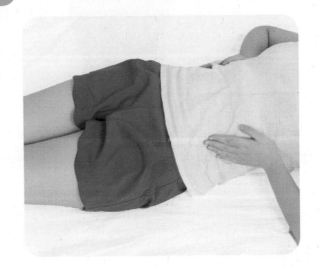

②体位同上，左手掌根置于中脘穴，顺着呼吸适当用力徐徐下压，约 5 次呼吸之后，再慢慢抬起，如此重复按压 10 次。

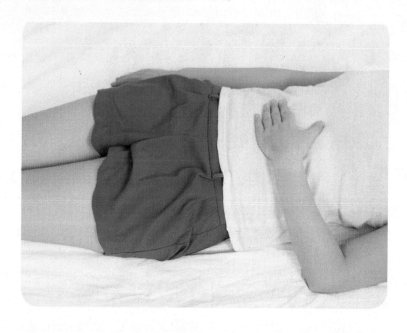

③体位同上，用双手食中两指按揉梁门、天枢穴，每穴时间为 2~3 分钟。

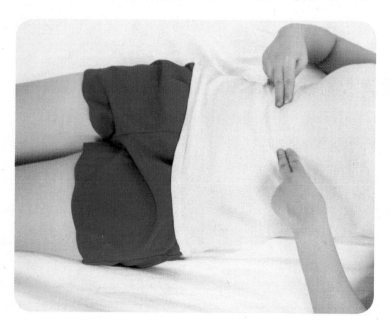

④取坐位，用屈曲的食指关节面点压梁丘穴，左右两侧各 30 压。

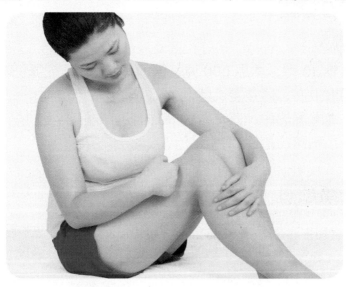

⑤体位同上，拇指指腹置于足三里穴，其余四指按于腿后以作支撑，顺时针按揉 2~3 分钟。

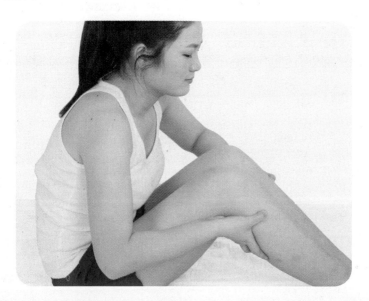

小贴士

当你突然感到胃炎发作，腹痛难忍时，可以指揉中脘、梁丘、足三里三穴各 3～5 分钟，按摩之后喝 1 杯温水，促进血液循环，可以有效缓解急性胃痛哦。

三、其他方法

⭐ 泡脚疗法

材料：生姜 30 克，木瓜 500 克，米醋 500 毫升，芍药 50 克。

制作：加水少许，煎煮至沸腾。

使用：待沸水温热后，泡洗双脚 30 分钟，1 日 1 次。

功效：降逆和胃，疏理气机。

四、注意事项

1 注意饮食和生活调理。三餐要按时，忌过热过冷和辛辣油腻的食物，忌烟酒、咖啡和茶。

2 不用或尽量少用对胃刺激性强的药物，不要轻易服用解热止痛药，抗风湿药，激素药。

3 放松心态。人在心情愉快时，十分有利于食物的正常消化和吸收，对胃肠系统也起着保护和促进作用。

4 慢性浅表性胃炎需坚持用药，对症用药，而且要坚持用药。一般的治疗时间是 4~8 周。除抗菌外，还应同时给予胃黏膜保护剂如吉法酯片及抑制胃酸的药等。

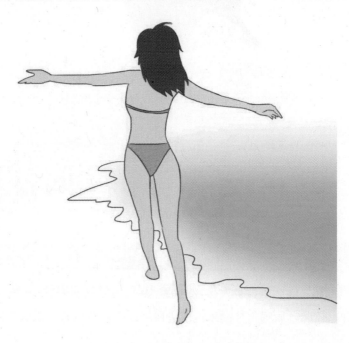

第九节 月经不调

月经不调是最常见的妇科疾病之一，也是不少职业女性面临的难题。由于工作压力大、劳累过度、饮食不洁、生活作息不规律等原因很容易引起内分泌紊乱，导致月经不调。月经不调是月经病的俗称，指月经的周期、经色、经量、经质的改变。包括月经提前、错后或不定期，月经量过多、过少或闭经等。

中医学认为，月经不调与肾、肝、脾三脏有密切关系，多与脏腑功能失调，气血失调，冲任不固有关。而按摩有活血化瘀、补血养血、引血归经的功效，不仅能有效治疗月经不调还能缓解痛经。

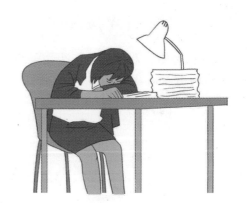

一、月经不调常用穴

★ 关元、肾俞、足三里、血海

关元穴	位置：在脐中下3寸，腹中线上，仰卧取穴	
	主治：遗尿，尿血，尿频，尿潴留，尿道痛，痛经，闭经等	
肾俞穴	位置：在第二腰椎棘突旁开1.5寸处	
	主治：月经不调，腰痛，肾病，高血压，低血压，耳鸣，精力减退等	
足三里穴	位置：位于外膝眼下四横指、胫骨边缘	
	主治：功能性子宫出血，盆腔炎，休克，失眠，风湿热，胃肠炎等	

血海穴	位置：在大腿内侧，髌底内侧端上2寸，股四头肌内侧头的隆起处，屈膝取穴
	主治：月经不调，经闭，痛经，崩漏，功能性子宫出血，带下，产后恶露不尽，贫血等

二、引血归经按摩法

①仰卧位，双手搓热，右手掌心置于下腹部，左手掌心叠放在右手背上。适当用力按顺时针作环形摩动3分钟，以下腹皮肤发热为佳。

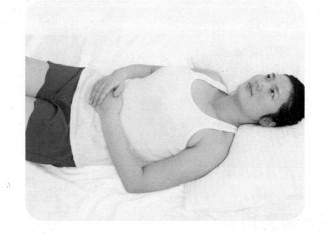

②右手半握拳，中指伸直，将拇指腹放在关元穴，适当用力揉按2~3分钟。

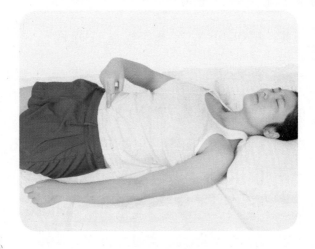

③将双手掌分别放在腰骶部两侧，自上而下用力搓擦腰骶部 2~3 分钟，以腰部发热为佳。

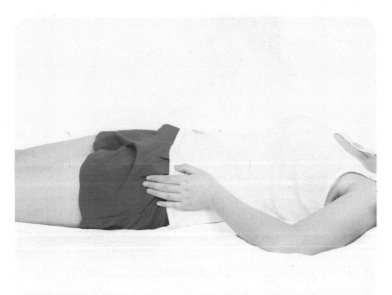

④两手叉腰，将拇指按在同侧肾俞穴，其余四指附在腰部，适当用力揉按 2~3 分钟。

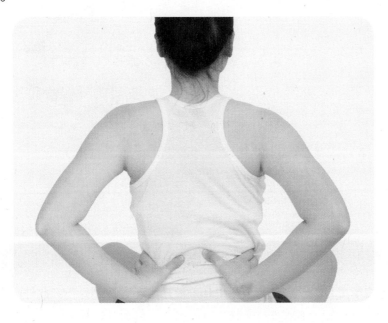

⑤取坐位，大拇指指腹置于足三里穴，其余四指按于腿后以作支撑，顺时针按揉 2~3 分钟。双下肢交替进行。

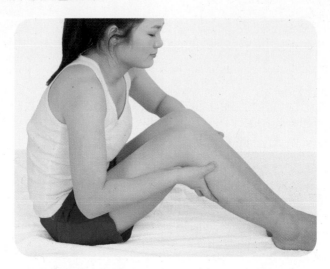

⑥将大拇指指腹置于血海穴，适当用力按压 3 秒，然后松开，如此重复 20 次。双下肢交替进行。

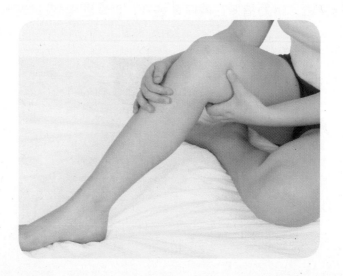

小贴士

上述按摩在月经前后进行效果更佳，经期内不宜按摩操作。此外，应分清自己月经不调的类型，不能盲目选择药物或膳食，例如月经量多者在经期内不应喝红糖水。

三、其他方法

⭐ 饮食疗法

乌贼鸡肉汤

材料：乌贼骨 30 克，鸡肉 90 克。

制作：将鸡肉切成小块，乌贼骨打碎，放入碗内加开水适量，蒸熟后加人调料。

使用：趁热温服。

功效：温经散寒，调理气血。

四、注意事项

1 注意饮食调养，多吃些韭菜等温补阳气的食物。不宜吃生冷、酸辣等刺激性食物，多饮开水，保持大便通畅。

2 不要熬夜，过度劳累、生活不规律都会导致月经不调。注意休息，减少疲劳，加强营养，增强体质。

3 经期应格外注意保暖，即使夏天也不要穿短裤短裙，忌寒、凉、生、冷、刺激性食物，防止寒邪侵袭。

4 注意卫生，预防感染。注意外生殖器的卫生清洁，忌房事、坐浴、游泳等。

5 保持精神愉快，避免精神刺激和情绪波动，个别在月经期有下腹发胀、腰酸、乳房胀痛、轻度腹泻、容易疲倦、嗜睡、情绪不稳定、易怒或易忧郁等现象，均属正常，不必过分紧张。

图书在版编目（CIP）数据

图解职场达人解压按摩法 / 周爱群，郑思思编著.
-- 长沙：湖南科学技术出版社，2014.7
（按摩不求人系列）
ISBN 978-7-5357-8052-2

Ⅰ．①图… Ⅱ．①周… ②郑… Ⅲ．①保健－按摩疗
法（中医）－图解 Ⅳ．①R244.1-64

中国版本图书馆 CIP 数据核字(2014)第 040930 号

按摩不求人系列

图解职场达人解压按摩法

编　　著：周爱群　郑思思
责任编辑：郑　英　邹海心
出版发行：湖南科学技术出版社
社　　址：长沙市湘雅路 276 号
　　　　　http://www.hnstp.com
湖南科学技术出版社天猫旗舰店网址：
　　　　　http://hnkjcbs.tmall.com
邮购联系：本社直销科 0731-84375808
印　　刷：湖南天闻新华印务邵阳有限公司
　　　　　（印装质量问题请直接与本厂联系）
厂　　址：邵阳市东大路 776 号
邮　　编：422001
出版日期：2014 年 7 月第 1 版第 1 次
开　　本：710mm×1020mm　1/16
印　　张：8
书　　号：ISBN 978-7-5357-8052-2
定　　价：28.00 元